我以为我知道
——当医生成为患者

I Thought I Knew: A Professor Turned Patient

U0257600

我以为我知道
——当医生成为患者
I Thought I Knew: A Professor Turned Patient

原著　Christopher Cheng Wai Sam

译者　王　岳　杨柠溪

北京大学医学出版社

WO YIWEI WO ZHIDAO——DANG YISHENG CHENGWEI HUANZHE

图书在版编目（CIP）数据

我以为我知道：当医生成为患者 /（新加坡）郑畏三 (Christopher Cheng Wai Sam) 原著；王岳，杨柠溪译者 . – 北京：北京大学医学出版社，2023.6

书名原文：I Thought I Knew: A Professor Turned Patient
ISBN 978-7-5659-2890-1

Ⅰ.①我…　Ⅱ.①郑…②王…③杨…　Ⅲ.①前列腺疾病–癌–防治–普及读物　Ⅳ.① R737.25-49

中国国家版本馆 CIP 数据核字 (2023) 第 065513 号

北京市版权局著作权合同登记号：01-2022-2948
I Thought I Knew: A Professor Turned Patient
978-981-14-4994-9
Copyright © 2020 by Christopher Cheng Wai Sam.

我以为我知道——当医生成为患者

译　者：王　岳　杨柠溪
出版发行：北京大学医学出版社
地　址：（100191）北京市海淀区学院路 38 号　北京大学医学部院内
电　话：发行部 010-82802230；图书邮购 010-82802495
网　址：http://www.pumpress.com.cn
E－mail：booksale@bjmu.edu.cn
印　刷：中煤（北京）印务有限公司
经　销：新华书店
责任编辑：刘　燕　　**责任校对**：靳新强　　**责任印制**：李　啸
开　本：889 mm×1194 mm　1/32　**印张**：4.75　**字数**：95 千字
版　次：2023 年 6 月第 1 版　2023 年 6 月第 1 次印刷
书　号：ISBN 978-7-5659-2890-1
定　价：30.00 元
版权所有，违者必究
（凡属质量问题请与本社发行部联系退换）

推荐语

　　郑畏三教授是前列腺癌领域的权威，他自己也是位癌症幸存者。在这段坦诚的个人化的叙事中，他描述了面对"他以为自己知道"的癌症时的震惊、痛苦和恐惧。这个故事中凝聚着患者的勇气、医生的医术和护士的温暖与疗愈的安慰。

　　他从癌症中活了下来——你和我都可以如此。

　　让我们更多地去关心自己的健康，照顾好我们的家人，共建健康社区，就像郑教授说的那样，带着平静、同情心、谦逊、共情和爱过好每一天。

Tony Chew

杜克 - 新加坡国立大学医学院创会主席

所有生病的人都会有恐惧和怀疑，这无关他的地位。郑畏三教授撰写的这部优秀作品描述了一位患者如何通过接纳和正念去克服困难，从而获得内心平静的过程。药物和外科手术仅在 20%～30% 的时间里对患者有所助益，而富有同情心的医疗照护能在 100% 的时间里帮助患者去接纳并应对挑战。任何人都可以给予同情心，这将使每个人受益。

Foo Keong Tatt 教授
新加坡总医院泌尿外科荣誉顾问、指导教授，新加坡国立大学临床教授

我认识郑畏三教授的时候，他还是个医学生。我见证了他职业生涯的不断发展：成为顶尖的治疗前列腺疾病的外科医生，现在又兼任盛港总医院首席执行官。此外，我有幸让他作为我的外科医生给我治疗。这本书写得非常好，可读性也非常强，对于患者来说非常有价值。他们会发现拥有一位把你的幸福感放在心上的医生有多重要。它应该成为所有医学生和每一位在诊疗过程中希望了解患者的担心和期望的医护人员的必读书。郑畏三教授很好地描绘了理想的医患关系应该有的样子。

Tay Boon Keng 教授
新加坡总医院骨科临床教授、荣誉顾问

作为麻醉医生，我与郑畏三共事多年。他是一位优秀的外科医生，在国内外备受尊敬。几年来，我一直有幸与他一起参与这个非常特殊的项目——创办盛港总医院。在这段共同学习的日子里，我在很多方面对他有所了解，并见证了他从一位卓有成就的外科医生到成为真正的领导者的转变。

就在我们准备创办新医院那段非常艰难和充满挑战的日子里，克里斯自己也成了患者。我相信，这改变了他的生活观与期望。我真的很钦佩他的韧性和发生这一切时他所表现出的适应能力，以及让身边的人和团队聚在一起共同面对困境的感召力。这真是一本鼓舞人心的书。作者是一位让人备受鼓舞的医生、患者、管理者和朋友。

Ong Biauw Chi 副教授

盛港总医院医事委员会主席

"重要的不是我们沟通些什么，而是我们怎样去沟通。"每一位角色反转了的医生都应该读读这本书。它也是一份写给患者联络部门工作人员的完美指南，并对我们这个"全球排名第一的医疗体系"的一些工作理念做了很好的总结。

Koo Wen Hsin 副教授

新加坡国家癌症中心肿瘤内科副主任兼高级顾问、

SingHealth 项目副总监

2011 年，郑畏三向我提出挑战，让我改进前列腺癌的成像技术。当时的我只是个崭露头角的年轻放射科医生，我勇敢地接受了他的挑战。一直以来，郑畏三都是一位优秀的导师、搭档和知己。我们携手开启了一段充实的医学之旅，努力去提升前列腺癌患者的诊疗质量。

在郑畏三这个个人化的叙事中，他分享了很多"他以为自己知道"的事。对于我们这些以为自己什么都知道的医生来说，这是一个深刻的、及时的提醒。对患者、护理人员和我们这些自以为了解一切的人来说，这是一份无价的礼物。

Law Yan Mee 博士
新加坡总医院放射诊断科高级顾问

当我还是个年轻的外科实习生的时候，我偶然接触了泌尿外科。在那里，郑教授巧妙地展示了腹膜后和骨盆的解剖结构，这让我很感兴趣。然而，真正对我日后职业生涯有所启发的是他在机器人前列腺切除术方面的工作。他的手术做得很棒。他对我说："引领前列腺肿瘤学未来的人不应该只是优秀的外科医生，还应该是优秀的肿瘤学家。"他自己就在显微镜和试验台前做了很多工作，希望从生物学层面加深对疾病的理解。作为我的导师，当他针对他自己的前列腺癌治疗征求我和其他他指导过的学生的意见时，于我们而言，这真的是一种巨大的角色转变。

在我们参与制订和执行他的治疗计划时，郑教授以自己的病为例向我们分享了他的患病之旅，教给我们治疗的艺术，并且很关注他的这些分享对我们这些学生的影响。正如特鲁多所说："有时去治愈，常常去帮助，总是去安慰。"

这本书聚焦共情和同情心，以及医患双方从中的获益。它不仅是前列腺癌患者的必读书，也是所有肿瘤科医生的有益读物。

Tay Kae Jack 博士
新加坡总医院泌尿外科顾问医生、杜克 - 新加坡国立大学医学院兼职助理教授

郑畏三教授的《我以为我知道——当医生成为患者》记录了他罹患前列腺癌后的那段人生旅程。这是一个个人化的感人的故事。尽管这是一个沉重的主题，但郑教授用他令人振奋的经历展示了一个人在看似无法克服的困难面前如何勇敢地取得胜利的过程。他的故事深刻地提醒我们：我们应该珍惜生命中最重要的财富——家人、朋友，甚至是点滴祝福，永远不要把任何事情视为理所当然。

Tricia Kuo 博士
盛港总医院普通外科（泌尿外科中心）顾问医生

当我有幸翻阅郑教授这本书的初稿时，我深受感动。直到读到他的书稿时，我才意识到他在盛港总医院开业前那几个月最关键的筹备期里经历了什么。

那段时间里，我们戴着安全帽、穿着靴子在新医院的建筑工地上忙忙碌碌。大家都觉得这段时间很辛苦，但又很美好。直到现在，我才知道那时候他知道自己患了癌症，还插着导尿管，却还想着监察建医院的事。他确实很有毅力和专业精神。他还去了一所小学作报告，因为他很希望让大家了解儿童肥胖的危害。尽管自己知道预后不佳，但他还是参加了所有的活动。

在手术的前一天，他和我们一起做了一个小时的正念练习，并在那天晚上参加了一个草根活动。我只知道他第二天要去做手术，但不知道他的病情到底有多严重。

郑教授的奉献精神令我深受鼓舞，我希望读者能从他的故事中获得力量、鼓励和灵感，他的故事很真实，也很走心。

Cecilia Pang
盛港总医院首席联络官

我永远都忘不了那个周四下午，那是个非常平常的下午，却发生了一件让我意想不到的事。在看见了新患者脸的瞬间，我觉得很震惊，简直难以置信。我马上就意识到这个患者很不一样，需要特别的护理方式。这位新患者是我的朋友、同事和老板。郑教授是一位受人尊敬的临床医生，他被诊断癌症后，尽管面临一些挑战，但仍然做了治疗。我给他提了个建议："表现得像个病人就好，而且您要对别人有信心。"我相信我的建议能帮助这位特殊的病人——我的老板顺利地完成他的康复之旅。

Alice Ang
新加坡总医院泌尿外科中心登记护士长

作者妻子和儿子的话

我认为给这本书写一篇"评论"并不容易，或者说并不合适，因为我知道对于我来说，这不仅仅是一本书，这是一个让我重新去认识与我相伴 35 年的爱人的媒介。郑畏三一直都很厉害，他是个"超人"——他曾一个人写了厚厚的一沓儿科笔记。这个笔记被新加坡国立大学医学协会刊用；他也曾从马上就要翻了的船上把我救出来；他还构思和设计了泌尿外科中心，并为盛港总医院的建设组建团队。

直到我目睹了他作为患者的一面——等待检查结果、插着导尿管的各种不便、经历几个小时可怕的手术和术后立即减少的尿量等时，我才觉得，每个人都有脆弱的一面。这段自己作为患者且无法掌控自身情况的特殊经历，让他对员工、同事、患者和所有的普通人有了更深的理解和共情。

Brenda Ang *副教授*
陈笃生医院、国家传染病学中心高级顾问医生
南洋理工大学李光前医学院副教授

我以为我了解爸爸。我知道他经常在工作间歇热衷于锻炼身体，但现在他蜷缩在被子里，浑身发抖。作为管理者，他既冷静又有分寸，但现在对那些照顾他的人表现出了不耐烦。

我很庆幸爸爸恢复得很好，我在 Strava APP 发现他骑车的里程比以前多了很多。但他的故事警醒了所有人：尽管医学取得了进步，但无论患者的身份如何，他们都会经历痛苦和不安。我们绝不能忘记这一点。

身为医学生，我常常觉得，科学和医学中还有很多东西是未知的，其实生活中的很多事情也是未知的。正因为如此，我们必须关注我们确定的事情：朋友和家人对我们很重要，保持谦逊、感恩和同理心也很重要。

Colin Cheng

杜克 - 新加坡国立大学医学院 2018 年新发传染病招生项目

综合生物学与医学博士

序　言

郑畏三教授第一次告诉我他患了前列腺癌时，我对他充满同情。我曾两次罹患癌症，5年前还得了前列腺癌，我知道这样的诊断真的会打破生活的平静。他是位泌尿外科医生，为很多患者做过手术。有一天他突然发现角色颠倒了，自己也成了前列腺癌患者，这对他来说打击肯定更大。

每个人都可以从这本书中得到启示。对于普通读者，作者提醒我们要对自己的健康负责，珍视生命，不虚度时光。对于医务人员，作者鼓励他们与患者共情，正视、接纳他们焦虑的状态并帮助他们缓解。对于与病魔抗争的患者，作者鼓励他们在患病时保持积极的态度去抗击病魔，患癌之后仍然要好好生活。事实上，这种经历可以帮助我们关注生活中真正重要的事情，并在我们所做的事情中找到意义。

在这本书中，郑教授的坦率、谦逊和勇气从字里行间展现得淋漓尽致，这对读者是很好的激励。他对医学和社会做出了很多贡献，撰写这本书是他最近的一项工作。我相信，这肯定不会是他最后一部作品。

新加坡总理李显龙

致　谢

首先，感谢新加坡总医院和盛港总医院的同事们。如果说照顾一位患者需要一班人马，那么在这种情况下，就有"两班人马"帮助我康复。感谢新加坡总医院泌尿外科团队的医生、护士、治疗师等，要感谢的人太多太多，在此无法一一提及。他们不仅用精湛的技术给予我顶尖水平的治疗，更让我深深体会到了那种只属于挚友和家人才能给予的温暖和人文关怀。

感谢 John Yuen 教授和 Ng Lay Guat 教授所带领的医疗团队给了我无微不至的治疗和照护。我对他们坚定的支持深表感激，他们对我"胡言乱语"的要求没有一点抱怨。我以后也需要你们的照顾和支持，我希望你们能一直成为照顾我身体健康的最强有力的后援团。

我要特别感谢 Foo Keong 教授，不仅因为他帮我做了直肠检查，并发现了致命的问题，诊断出了癌症，更因为他像山一样沉稳，是有时过于活跃的年轻一代泌尿外科医生身后的支撑。他被公认为新加坡的"泌尿外科之父"，他终身致力于发展泌尿外科专业，并孜孜不倦地带教年轻人。当我还是个年轻、傲慢、无礼、自命不凡的住院医生时，他给了我很多包容。

在科室成立之初，他甚至任命我为仅有的两名泌尿外科住院医生之一。是他帮我推开了泌尿外科职业生涯中的这扇门以及以后的很多扇门，让我能一直走到现在，我永远心存感激。

感谢 Sing Health 集团特别是盛港总医院的同事们按照我的想法，没有来病房探望我。这样想的初衷是想节省大家的时间，不麻烦大家，医院已经人满为患了，这样一个明星医疗团队就不要再一起过来"挤占资源"了。许多人给予我美好的祝愿，并默默为我祈祷。不仅在手术期间，在随后的治疗和康复过程中，他们也一直关心我的情况。很多人还在诊疗方面给了我太多的帮助，我很珍视这份友情，我们真的是一家人。

感谢我的儿子科林，他在我手术后的第三天来看我时，我正倚在病床上，在画板上勾画着眼前的场景。他对我说："你应该把这一切写下来。"他觉得以外科医生的视角记录生病这些事尽管听起来有点讽刺，但会让人们产生共鸣。毫无疑问，这让我下决心开始写这本书，并随后做了几次演讲来分享我的经历。我当时画的那幅画现在还挂在那间病房的墙上。希望这幅画能给正在治疗中的患者一点安慰。尽管他们可能因为住院有过短暂的心烦意乱，但画中的窗户里仍然有美丽、和谐的景象。

科林长大后，大部分时间都在外参加帆船比赛，还参加了两届奥运会。这次我生病时，他终于回来读书了，继续攻读学位。尽管他已经离开家很多年，回复邮件和信息也很慢，但他和我们非常亲近。我们分享了很多东西，从自行车和帆船等运动到哲学和灵性。这次生病让我们的关系更亲近了。

感谢我的太太布伦达，手术后的第一个晚上对她来说一定很可怕。身为传染病专家，又直面丈夫的败血症，她一定受到了双重打击。她常常因为我治疗的事左右为难：要么说出自己的见解，要么是不恰当地干预，要么想做得更多，这让她更加困惑。这种感觉用"热锅上的蚂蚁"来描述再恰当不过。后来，我在补液、利尿后，需要口服补液来补钾，她就兴冲冲地去找果汁。唉，在医院 24 小时营业的便利店里，大半夜唯一有点像果汁的东西就是包装好的椰子汁，里面有一点钾，她一买来我就很高兴地喝掉了。同样，我虽然有点腹绞痛，但好在终于觉得饿了，能吃的也就只有巧克力了。所以，她给我买了最大袋的迷你"奇巧"巧克力棒。三餐都有巧克力吃简直太棒了。这一整天我都很感激这个小小的善意和温情。

我和太太最近与家人和朋友们一起庆祝了我们结婚 30 周年纪念日。我跟大家说，我很感激布伦达能忍受我的很多坏习惯，比如喝汤时很大声，而且很多时候达不到她更高的期望。因为这次生病，我经常觉得现在能和爱人分享一餐一饭和点滴日常就非常幸福。

感谢我的患者，你们是我最好的老师，你们对我的影响要胜过教科书。你们的故事不仅仅是医学上的发现之旅，更教会了我们勇敢和谦逊。我很感激这些宝贵的经历。我对我所犯的错误和仍然存在的缺点深表歉意。我只能说，我仍在学习改进，这样你们的痛苦就不会白费。

感谢编辑团队，感谢 Write Editions 的 Tan ChinKar，谢谢您的耐心和宽容，尽管我的写作能力有限，而且还找了各种借口没有在要求期限内交稿，但您一直相信我能做好。本书的编辑 Sharon Seetho 读了我那充满医学术语和语法错误的手稿，想必一定会"严重消化不良"，感谢您的宽容。感谢盛港总医院的首席联络官 Cecilia Pang，感谢您不断的鼓励和"无情"的批评修正，帮助我及时完稿。只有当我们整个团队坐在一起看着屏幕上的投影手稿时，我才意识到你们都在忍受我的拙文。我还知道您每隔一周都要编辑我匆匆写下的管理公文，这确实是很痛苦的事，而且还没有付您报酬。

感谢泌尿外科的同事 Tricia Kuo，您真是太好了，尽管您需要处理很多事，但还是抽时间认真帮我筛选，纠正我随手写的很多医学术语，帮我把这些术语表述清楚。这样读者就能理解那些首字母缩略词和拉丁术语。我真的亏欠您很多。

最后，也是很重要的一点，感谢大家为本书撰写推荐语和序言。我曾犹豫是否让同事和朋友们为这本书写一段推荐语。我知道他们很忙，所以做好了至少被几个人拒绝的准备。让我惊讶的是，每个人都给了我积极的回应。你们在推荐语中分享的那些轶事、对我的肯定与鼓励和那些暖意满满的话，让我想起了写这本书的初衷。对于这一点和你们给我的其他帮助，我真的十分感激。我要特别感谢李显龙总理为本书撰写序言。尽管您的日程安排得很满，您所从事的领导整个国家的工作重大而艰巨，但您还是抽出宝贵时间阅读我的手稿，写下您的想法。我真的倍感荣幸。

郑畏三

2020 年 5 月

作者简介

郑畏三教授是盛港总医院的首席执行官，也是该医院和新加坡总医院泌尿外科高级顾问医生。

郑教授是外科手术中使用机器人的先驱，他率先创办了基于达·芬奇机器人辅助外科手术系统的"微创外科研究中心"项目。他在国内外同行评审期刊上发表了 100 余篇关于前列腺癌、膀胱癌和结石症的论文。他参与编写了国内外泌尿外科书籍。

郑教授现任杜克 - 新加坡国立大学医学院研究生院兼职教授、新加坡国立大学杨潞龄医学院临床副教授，同时是中国上海的复旦大学中山医院访问教授。此外，他还是新加坡卫生部移植咨询委员会成员、机器人微创手术指导委员会主席、新加坡总医院泌尿外科泌尿系统肿瘤基础与临床研究中心首席研究员。

郑教授在 2017 年国家医学卓越奖中获得国家杰出临床医师奖，并在 2015 年被授予新加坡国庆日公共管理银质奖章。

郑教授在 1992 年获得在梅奥诊所泌尿肿瘤领域进行亚专科培训资格，是首位获得该资格的新加坡泌尿外科医生。1982

年他在新加坡国立大学获得医学学士学位，1986 年在皇家外科医师学会获得外科学研究生学位，1993 年获评新加坡医学科学院院士（泌尿外科方向）。

目　录

反思：
好日子，坏日子

这本书的发行日期一推再推，并非因为我太懒，也不是因为编辑团队拖延，而是因为新冠肺炎大流行。这种微小的、肉眼看不见的病毒算不上一种生命形式，对人类来说，这个含有大约 3 万个碱基对的微小单链 RNA 病毒却带来了一场自 1918 年西班牙流感以来最严重的浩劫。在撰写本文时（2020 年 5 月 22 日），全世界约有 500 万人感染了新冠肺炎，其中超过 33 万人死亡。新加坡已报告了 3 万多例新冠肺炎病例，其中 23 人死亡。全球大部分地区现在处于某种形式的封锁之下，很多家庭日夜盼着解除隔离。世界经济形势一片混乱，衰退速度在现代史上前所未有。世界各国政府都在努力控制病毒的传播，同时小心翼翼地试图开放经济。研发有效的疫苗还任重道远。对大多数人来说，这是非常糟糕的日子。

值得庆幸的是，很多城市终于看见了蓝天白云，而此前很长一段时间以来都没有这样的景象了。当前，很多商业活动被叫停，那些一直排放二氧化碳导致空气污染的工厂现在也停工了，因为交通限制，飞机停飞，路上跑的车也少了。有报道称，由于二氧化碳排放量大幅减少，臭氧空洞最终会变小。

往近了说，医务人员现在没法停工，甚至更忙。当然他们也得到了公众的大力支持，市民们常常会把感谢信或者物资送到前线，这和2003年严重急性呼吸综合征（severe acute respiratory syndrome，SARS）暴发的早期情形完全不一样，当时他们把医务人员拒之门外。巧合的是，这一次，我们郑家的三个人——太太布伦达、儿子科林和我一起投入抗击新冠肺炎疫情的工作中。布伦达在国家传染病中心工作，科林在杜克-新加坡国立大学医学院的实验室做病毒学研究，我和同事们在盛港医院的临床一线救治新冠肺炎患者。我们三个用不同的方式参与这场新冠肺炎阻击战，并在网上各自分享自己的故事。奇怪的是，情况越是艰难，就越能激发我们做得更好。

我一直在想：在全人类面对肆意传播、危及生命的病毒冲击时，某个个体的痛苦又怎能与之相提并论？与一次又一次全球性的疫情蔓延相比，某个个体对某种疾病的恐惧又有什么意义？然而，我们能否意识到，每一个确诊病例、每一个死亡数字的背后，都不仅仅是一个统计数据，而是一个活生生的人，是别人的父亲、母亲、兄弟或儿女。一位患者的创伤就是集体痛苦的缩影。突然之间，在整个社会面对更大的需求的背景下，个人的观点变得微不足道。

当然，我亲眼目睹了大家夜以继日地救死扶伤、攻坚克难，重症监护室、急诊室的工作人员，甚至整个医院的工作人员都在忘我地工作。我很高兴能和他们在这场抗击新冠肺炎的战争中并肩作战。总而言之，我相信新加坡能应对这个巨大的挑战。因为我们的医务人员无私、忠诚、技术精湛，他们在面对疫情时以身作则，无私奉献。

最后，我希望这个"新冠肺炎时刻"促使五大洲的各个国家团结起来，在全球范围内展开合作。大家不仅一起共同应对这一险恶的流行病，也同时共同解决气候变化、核军备和技术挑战等其他同样紧迫的问题。

本书的出版已提上日程，届时会公开发行。然而，这与新冠肺炎疫情的持续发展和每日激增的病例数量相比，可能实在是不值得一提。如果说新冠肺炎流行给我们上了一课，那就是教会我们学会建立人类命运共同体。因此，我相信，迎接我们的将是美好的生活。

1

开篇：
我以为我知道

我以为我了解前列腺癌，了解前列腺癌患者，而且我以为我能理解癌症患者这个群体，我甚至以为我很能理解自己的患者们。自1991年在梅奥诊所完成临床训练以来，我已经做了37年医生，也是一名专注于前列腺癌治疗的泌尿外科医生。我做过无数台根治性前列腺切除术或前列腺癌手术，从开放式、会阴式、锁孔式，到腹腔镜手术、机器人手术、前列腺癌二次手术[1]，这些经验可能不亚于这个专业的其他医生。听起来未免有些自大，但我以为我对疾病、治疗等是清楚的。直到 2017 年 12 月的一个周六早上，我自己也成了患者，躺在冰冷的手术台上。

今天，我想分享我的故事。最后，你可能会说——这家伙还是不知道生病那些事儿。但在我自己病了后，我想我现在对被告知患有癌症意味着什么，自己真正生病时的无助感，以及有了"下地狱"的经历后，对活着的意义有了更深的理解。我希望每个读过这个故事的人都能理解生命的脆弱，不把活着视为理所当然，也不要白白浪费经过治疗后获得的第二次生命的机会。我希望你能通过阅读我的经验，明白生命的重要，而不是亲自经历癌症的折磨后才有所醒悟。

为什么有人想读这个故事？也许有的人因为自己生病并接受手术，有的人患有前列腺疾病，还有一些人罹患癌症。为什么我的故事会如此不同？那是因为我受过外科训练，尤其是擅长前列腺癌手术。相比于其他人，我见证过不同患者经历这段患病的旅程。人们可能会说："医生，把你自己治好吧。"你一生致力于预防、诊断和治疗癌症，为什么没有在最初发现癌症的征象？事实上，癌症可以袭击任何人，无论人们多么小心。有的人会说这只是生活本身的不确定性。具有讽

---

1 这些不同的方法都用于前列腺癌的完整切除，以达到治愈的目的。与传统的开放手术相比，微创手术旨在通过较小的切口来对患者进行治疗，促进恢复，同时获得类似或更好的临床结局。以治疗前列腺癌为目的的前列腺全切除术比良性前列腺增生的手术复杂得多，后者通常被称为经尿道前列腺切除术，目的是使患者排尿通畅。

刺意味的是，尽管多年来一直致力于这一领域，但在自己成为患者之前，我几乎不知道我的患者真正经历了什么。

我的故事从我作为前列腺癌患者的亲身经历开始，这可以说是一部血泪史。我所经历的赤裸裸的真相可能会让一些人感到震惊。他们错误地认为，现代医学技术很先进，依托高端的机器人和高科技设备，几乎可以解决任何问题。接下来，我将讲述我作为患者、医生和负责建立一所全新的综合医院的管理人员的真实故事。尽管我的情况与身份特殊，但我知道对于一位患者来说，癌症带来的身心痛苦是十分普遍的，只是不同的人痛苦程度有所不同。最后，通过我的故事，我想探讨面对人口老龄化进程加快和慢性病患病率上升带来的挑战，医生等医疗行业从业者们如何做得更好，医院和医疗体系如何做得更好。

对于这本书主要的读者群体——患者们，我希望您能获得一些见解，来帮助自己或您所关爱的人做出决策。尽管书中呈现了赤裸裸的事实和局限性，但我希望你们也能看到人类精神层面的胜利——战胜逆境，接纳现实。

对于日日夜夜、不辞劳苦地为那些饱受苦难的患者辛勤工作的医务人员，我希望你们能更清楚地看到自己的人生目标，而不是仅仅在专业层面做到"称职"。我们的患者比以往任何时候都需要真正的同理心。

对于有能力塑造医疗保健行业未来的管理者，我希望我的故事能作为你日后的参考，实现技术上的成功和可持续发展之间的微妙平衡：在提供足够的医疗保健服务时，形成一个新的社会契约，以人的尊严和动机作为核心原则。这种信任关系对我们社会的长期福祉至关重要。

2

我很冷，很冷很冷

在麻醉后苏醒过来时，我的第一感觉是"冷，太冷了"。尽管我盖了4条毯子，腿还是不由自主地颤抖。后来，我发现体温是35 ℃。护士告诉我，我在复苏区时一直在发抖。这种寒冷似乎是由内而外的"透心凉"。我模模糊糊地意识到好多医生和护士站在病床边，我听见有人建议从手术室再拿一条"抱抱熊"保暖毯给我。

那是2017年12月9日下午，我因为罹患前列腺癌接受了机器人前列腺切除术，刚刚回到病房。因为麻醉，那时我还昏昏欲睡，但还记得自己病中脆弱的样子。我浑身发抖，后背疼得厉害。"久经磨难"的妻子又给了我一个枕头，并将毯子卷起来，让我垫在背部。她感到沮丧和无助，因为她所做的一切似乎没有给我带来任何安慰。面对我这个"来自地狱的患者"，她忧心忡忡，整个人都垮掉了。老实说，她的不确定感和无助感也增加了我自己的负面情绪。

不应该是这样的！我自己做过手术的大多数患者没有这么严重。我应该比我的大多数患者更年轻、更健康。事实上，朋友们希望我第二天出院，打破纪录，第二周就回去工作。但他们想错了，现在的境况是出乎意料的。我既害怕又困惑。究竟发生了什么事？我该如何是好？

我的导师曾经说过："试着在你的麻烦发生前早一步下手去处理它，而不是晚一步再去做些什么，否则将面临棘手的后果。"我们是不是漏用了一些关键的抗生素，或者当每个人都声称这是一个漂亮的手术时，他们说的是实话吗？为什么没有人向我解释到底发生了什么？

在不由自主地颤抖之后，我很快就暖和了，拿掉了一些毛毯，但后来我发现自己气喘吁吁、心跳加速，感觉自己像是在爬花蕗山。爬山对于我是一项艰苦的"例行工作"，我以前常常在周五晚上带着年轻医生和居民们一起去。接着，护士说，在手术后的最后两个小时里，我只排出了20毫升尿液，比预期的要少，而且不符合常规。我当时正处于败血症性休克的状态，在严重感染期间血液循环会受到影响[1]。到底发生了什么？

这项手术通常是在无菌环境下操作，感染风险低。我做过手术的患者很少出现严重感染。我参与的"加速康复外科"[2]实践中提到减少静脉输液，并依靠口服补液。这种方式对于一般的患者来说应该奏效，不幸的是，我是个例。事实上，护理团队并不知道，尽管我尽可能地喝了很多水，但还是陷入了严重感染，尿量减少。我的嘴唇和喉咙都很干，血液循环加速，就像在爬山一样。原本前列腺癌患者该经历的"剧本"被我改写了，我迷路了。

我放弃了做一个听话的患者的初衷，决定自己处理麻烦。我要求见责任医生，他夹在上级医嘱和我要求补液的请求中间。我甚至向他建议，如果病情恶化，我可能需要转到重症监护室。

对于医生来说，"来自地狱的患者"往往是自以为懂得更多的患者，比如我！我们常常觉得他们简直一派胡言。但我身上那个恐惧和不确定性的恶魔正在与作为首席执行官和高级临床医生的自信、掌控力和专业的自我进行斗争，那个恶魔赢了。我们在大多数患者身上也经常看到这种情况。在每一

1　发冷和寒战是败血症的典型症状。当细菌感染通过血流传播时，产生的毒素会导致一场危险的免疫风暴，通常会危及多个重要器官。患者的血压可能下降，肺积水，肾停止工作。患者每小时排尿20毫升，远低于每千克体重每小时1毫升的可接受水平，这可能说明肾不工作。

2　"加速康复外科"是一种现代化的术后早期康复方法，通过多种模式优化术前、术中和术后管理。在该方案中，提倡限制患者的术中输液，术后根据需要口服给药，在用药方面根据败血症的发生情况进行调整。

个自控、冷静和沉着的患者体内，都有一个极度恐惧的"小人儿"在努力适应各种各样的不确定性。总之，我相信，如果医生在适当的时候说一句鼓励的话或表现出一些共情，我们将交到一个一辈子的朋友，得到患者的信任。

我的责任医生在与上级医生核实后，同意通过输液进行快速补液，并增加额外的抗生素。我的尿量开始改善，在接下来的几天里感染逐渐得到控制。第二天，我为自己是"来自地狱的患者"向团队道歉。我真的不想把事情复杂化。在正常情况下，照顾你以前的老板已经够难的了。更何况你的前老板本身就是专家，还提出了一个新的想法，这是难上加难。我知道在这种情况下照顾我对同事来说真是很大的负担。我不知道的是，当出现复杂情况时，这些等级关系和礼仪等等真的会带来很多麻烦。从另一个方面来说，正是通过这样的艰难时刻，才更能看出来他们的勇气。

再回头看看那天的事，我意识到自己有一个优势，因为我拥有医学知识，能发现哪儿出了问题。但是那些没有医学知识的患者呢？患者通常不想麻烦医生或护士。如果他们认为哪里不对，就去"挑战"医护人员的医嘱，这需要很大的勇气。在我们急于给更多的患者看病和做更多手术的过程中，当患者表现出来的征象不像我们预期的那样时，或者我们发现他们有一点点质疑的表情时，哪怕只是一瞬间，我们能主动暂停一下治疗，去重新考量，其实这些真的很重要。如果我们足够谨慎或谦虚地询问患者的感受或做多次检查，可能会避免或减少不良结局。即使有了所有先进的测试和扫描手段，我们也永远无法进入患者的大脑，充分了解他们的感受或他们正在经历的事情。明智的老师们总是强调，记录好患者的病史和完善体检是揭示患者病情最好的工具。我们必须更努力地去感受患者的体验，并与之共情，从而为他们提供更好的治疗。

在同事面前，我就这样赤裸裸地躺在手术室里，再也没法去伪装自己了。此时的我不是医院的首席执行官——我只是一个患者，和其他人一样。手术前我就害怕了，因为体重减轻和各种奇怪的症状，没有一个人能给出令人满意的解释，再加上令人困惑的影像学报告和术前前列腺活检糟糕结果，更是难以对这种情况有个解释[1]。

你可能想知道为什么我没有更早地寻求诊断和治疗。我拖延到现在是否已经太晚了？都是我的错。显然，提出建议要容易得多，但就我自己的情况而言，给自己提建议就不那么容易了。

有句谚语说："当局者迷，旁观者清。"在确诊之前的10年里，我一直有症状。作为泌尿外科医生，我其实也在用药，认为自己已经控制住了病情。但我认为在大部分情况下，"否认自己生病"可能是导致诊断延误的原因。是的，我确实一直在否认自己生病这件事。我一直告诉自己还有更重要的事情要做。事实上，早期治疗可能更有机会治愈。

所以，我从"成为患者"这件事上学到了很多东西，这让

1　我的影像学分期扫描结果和活检报告都可能被认为是模棱两可的，因而令人困惑。通常情况下，诊断和治疗结果通常以百分比表示，而患者需要的是一个确定的结果。

我觉得很可怕。这种让我觉得可怕的不只是我自己生病，更是因为我的患者。因为，我曾经以为已经根据最佳的临床证据和自己 30 多年的经验给患者提出了不错的建议。我试着去对他们感同身受并表现出同理心。但现在我知道，直到自己真的生病了后，才能共情。曾几何时，我对患者的抱怨不屑一顾，以为是源于他们的恐惧或者无知，对此我很抱歉。从现在起，我会更加努力，不会再给他们贴上"胡说八道"或"痛阈太低"的标签。我发誓会真的努力去理解他们，而不是敷衍地跟他们说我保证会怎样。

3

定时炸弹

到2017 年 6 月，那时我满 60 岁。我一直认为自己还是比较健康的。我会每年跑一次新加坡的全程马拉松。我在医学院时的最快速度是 3 小时 45 分钟完成，而上一次是在 2006 年与体育记者 Jeanette Wong 一起跑的，也是在 4 小时内跑完。我曾 4 次完成半程铁人三项赛和其他几项比赛，上一次完成铁人三项赛是 2012 年。我偶尔喝酒，但因为排尿有些问题后，为了减少不良影响，我就尽量不喝酒了。我的肌腱有点问题，并且有足底筋膜炎[1]，但真正让我慢下来的是因为背部受伤。2013年，在盛港总医院的第一次市政厅会议上，在帮助工作人员搬动平台楼梯时，我不小心伤到了背部。

尽管如此，背痛也可能预示着前列腺癌四期，但这种相关性在我身上没有出现，因为当时我没有被诊断出来。如果我去做磁共振成像（MRI）检查，它可能会在那个阶段显示出什么。同样，跟腱损伤和足底筋膜炎也是长跑的人常见的磨损现象。跟腱是大腿后部一组肌肉的肌腹下端移行的腱性结构，通常被称为"减震器"。它受伤时，会让跑步的人表现欠佳并有持续的轻微疼痛。足底筋膜炎是指足底中部的疼痛，也是由于反复受伤引起的。如果疼痛与脊椎癌压迫到神经有关，那么这些可都是晚期癌症的危险迹象了。

巧合的是，2013年，我以志愿者的身份为医院的新磁共振成像机当被试。我的片子是完全正常的，椎间隙正常，前列腺也没有问题。2017年，我为了判断前列腺癌分期去复查磁共振成像时，发现腰椎在L4-5处移位，椎体严重破坏。从2013年的脊柱正常到2017年的病变，从2013年非常正常的前列腺到2017年的晚期前列腺癌，这之间一定发生了什么。我没有坐骨神经痛或其他神经系统症状，但坐着或站着的时候总会有点隐隐的不适感。我没有使用任何止痛药，但我认为自己可能比照顾过的许多患者更耐痛。我们的内科专家Richard

---

1　足底筋膜炎是一种沿着脚底的纤维组织（足底筋膜）的炎症，这个部位连接脚跟骨和脚趾。足底筋膜炎会导致脚跟剧烈疼痛。请参见www.mayoclinic.org。

Tan 医生给我做了 4 次针灸治疗，但都无济于事。我咨询的骨外科医生建议我不必做磁共振成像，除非我有"红旗征"或者已经准备好要做手术。所以，自相矛盾的是，如果我在受伤前没做磁共振成像检查且报告正常的结果，或者如果伤势非常严重，以至于我有神经损伤并伴有"红旗征"，那样我就会被建议进行磁共振成像检查，就可能被诊断出脊椎移位（L4、5 椎体滑脱）。这样，我的癌症就可能在更早的时候通过磁共振成像诊断出来。

我面对的主要问题是下尿路症状或他们过去常说的前列腺增生。从十几岁起，我的膀胱就一直很"害羞"。我称之为"难以在公共场合小便"综合征。有一次，我在海上拓展训练中憋了一整晚，直到第二天我们着陆才去小便。那时我 17 岁，还是没法做到让自己在公共场所小便。我从来没有过很顺畅地排尿的体验，我将其归因为肌肉协调或功能障碍问题，认为是膀胱颈协同失调，因为那时候年轻，没发现前列腺增生。2009 年初，我患过一次大肠埃希菌尿路感染，并做了前列腺特异性抗原（prostate specific antigen，PSA）的血液检测。化验结果在正常范围内（1.8 ng/dl）。这更让我确信，我在 51 岁的时候没有患前列腺癌。而且，2013 年我以志愿者身份作为被试做的磁共振成像检查仅显示良性前列腺增生，尽管事后回头看，其实前列腺右侧叶是有癌症或者其他肿瘤的，在片子上就能看得出来。

事实上，大约 1/3 的男性在一生中会出现前列腺增生的情况。有些人需要药物治疗，甚至需要手术，但这些都是良性的，不会癌变。虽然简单的血液检测是筛查前列腺癌的一种方法，但只有通过活检才能做出明确诊断，需要取组织样本，在显微镜下进行诊断。直肠指检和磁共振成像扫描只是癌症诊断和鉴别分期的辅助手段。

我认同美国预防医学工作组和我们卫生部的指南，所以并没有定期监测 PSA，并将我的症状归因于前列腺增生和膀胱颈功能障碍。随着夜尿增多的进行性发作，症状变得越来越严重，并且需要增加药物剂量。这些我都是自己用药治疗的。但当我准备通过手术缓解症状的时候，我便咨询了 Ng Lay Guat 教授。不知为什么，她没有安排我做前列腺直肠指检，也许因为我是她的前任老板，可能是出于尊重。结果，直到 2017 年 11 月 14 日，Foo Keong Tatt 教授才给我做了前列腺检查，因为当时计划在 4 天后给我做经尿道前列腺电切术[1]。那时候，因为膀胱过度膨胀，我已经多次出现尿潴留[2]的情况，比我很多患者的情况还糟。我没太管这件事，给自己找的借口是我一直忙于盛港总医院项目，想等过了 60 岁，到年底的年假休息时候再说。然而，检查结果显示有一个硬结，很可能是前列腺癌。我拿到 PSA 报告的时候还在开会，发现这个指标高得惊人，是 17.6 ng/dl，而几年前还是 1.8 ng/dl，这可真是大幅度飙升。随后的前列腺磁共振成像检查显示右侧叶有 1.2 厘米的结节，系高度可疑病变［前列腺影像报告和数据系统评

1　经尿道前列腺电切术是一种治疗前列腺增生引起的泌尿问题的手术。
2　膨胀或因内部压力而膨胀。

分（prostate imaging reporting and data system，PIRADS）4分］，意味着可能存在临床意义上的癌症 [1]。因此，最初计划的经尿道前列腺切除术改为磁共振成像 / 超声融合引导前列腺穿刺活检术。

活检组织样本（冰冻切片病理学）的即时结果并非是最后精准的结果。我就这样插着导尿管回家了。2 天后，在拔除导尿管的情况下进行的排尿试验确实结果不理想，排尿不畅，于是我不得不重新插入导尿管。活检结果出来后，病理学专家认为是恶性程度中等的前列腺癌，Gleason 评分为 4+3 分。这意味着我患了一种更具侵袭性的前列腺癌。由于我同时背痛，医生安排了靶向 PSMA 核素分子影像检查（PSMA-PET/CT）[2]全身扫描，而不是常规的骨扫描。检查结果显示，与之前检查结果相反，左侧有个高摄取灶，而磁共振成像检查提示是低摄取灶。结合上述结果，我们决定不做骨扫描检查。仔细考虑后，我决定在 2017 年 12 月 22 日做手术。因为担心导尿管插了超过 1 个月 [3]，手术时间提前到了 2017 年 12 月 9 日。我邀请国际知名泌尿科医生 Mihir Desai 博士给我做手术。他欣然同意，并从国外赶来，担任主刀医生。不用说，我真的是惊慌失措地不得不面对生病和手术的现实。

1　PIRADS 4分意味着在磁共振成像检查分级系统中，提示存在高级别癌症的可能性。PIRADS 4分（最高为5分）意味着活检发现癌症的可能性非常高。

2　PSMA PET/CT是一种正电子发射扫描，使用一种特殊的标记前列腺癌细胞的示踪剂，可以照亮受癌细胞影响的区域，与计算机断层扫描（CT）相结合可以更准确地定位相关区域。这种模式比使用单一模式的传统骨扫描更精细，在鉴别诊断困难的情况下起重要作用。

3　导尿时间过长常导致尿路感染。患者手术后长时间导尿的话，除了持续的不适感，还有发生败血症的风险。

之后我又遇到了几个医学问题以及照护上的麻烦。插入导尿管后，尽管没有任何明显的反压，但每晚仍有 1.5 ~ 1.8 升尿液渗出，导致肾积水。严重的长期尿路梗阻会因反压引起肾积水，通过超声和 CT 等影像学方法就可以做出诊断。当来自梗阻的压力通过导尿管释放时，肾通过一种称为梗阻后利尿的代偿过程排出多余的水分。众所周知，患者在几个小时内排出许多升尿液，并在这个过程中流失大量电解质（盐）。我在超声检查中没有发现肾积水，所以出现利尿出乎意料。

紧接着，尽管我饮食情况不错，运动量也不错，但在为肠镜检查做肠道准备后，体重从 64 千克掉到了 59.8 千克。这是我十几岁以来的最低体重记录。在癌症患者中，体重减轻通常是预后不良的征象之一，表明疾病处于更晚期的阶段。在术前检查中，血细胞计数（血红蛋白）也偏低，这也是一种癌症预警信号。如果血红蛋白低是由于肠道出血，最常见的原因便是肠癌。于是，医生要求我在术前 4 天急查胃镜[1]和肠镜。在活检前，我有一段时间便溏，这可能因为用了抗生素，造成肠道菌群紊乱。其实原因也可能是应激和抗生素的双重影响，但其结果是可能导致手术中负氮平衡以及肠道微生态失衡。尽管我食欲正常，但因为生理应激造成的吸收不良会导致体重减轻。这很可能是肌肉量和脂肪减少共同导致的结果。因为我最开始变瘦的时候，体重在短时间内减轻，可能主要是因为肌肉量变少，这就是负氮平衡。

1　食管胃十二指肠镜有时简称为胃镜或内镜。

关于我的手术还有一些事务性工作要做，包括 Mihir 医生需要获得新加坡医学委员会的执业证书，才能来给我做手术。尽管在美国执业多年，他仍持有印度护照。申请当地医疗事故保险的时间很长，需要我向医院的认证机构——新加坡总医院出具保证书，以便 Mihir 医生及时来做手术。此外，我们需要协调和安排本地的医疗团队。由于 12 月学校放假，许多关键的决策者都在休假。幸运的是，我的好朋友、同班同学、麻醉师 Daphne Koh 博士有空，即使正在休假，她也愿意回来。

终于等到了手术那天。手术进行得很顺利。术后恢复得相当快，至少我觉得是这样，我在手术后第 3 天就出院了。第 9 天，我拔掉了导尿管，而且排尿很顺畅，尿量逐渐增多。最终的病理结果为 3B 期（pT3aN0，Gleason 评分为 4+3 分）。医生计划让我在 2 月初做血液 PSA 检测。我的体重稳定在 61~62 千克，而且胃口很好。下一步治疗将取决于 PSA 结果。疾病的进展或预后主要取决于病理结果和 PSA 结果。除了前列腺，人体内没有其他器官能分泌 PSA。从理论上讲，在我进行前列腺切除术后，不应该再检测到 PSA。如果还能检测到 PSA，意味着麻烦来了。在病理分期为 3 期的情况下，我很可能摊上发生"坏事"的概率。有超过 50% 像我这样的患者最终可能会检测到 PSA。他们将面临进一步的评估和治疗，但可能预后并不明确。

仔细想想，我意识到从大学三年级开始自己就有泌尿系统症状。在过去的 10~15 年里，症状逐渐恶化，那时我已经是高年资泌尿外科医生和科室主任了。我给自己做过超声和尿检。我本该给自己安排做前列腺直肠指检。2009 年，在一次大肠埃希菌尿路感染后[1]，我的 PSA 正常，是 1.8 ng/dl，这可能与我的残余尿量有关。事实上，次年我第一次出现了尿潴留，是因为去厕所去得晚了。为了解决排尿不畅或因尿急跑洗手间所带来的不便，我自己吃了药。

这一年我 60 岁，盛港总医院项目进展顺利，我觉得自己受够了这些症状，想去做进一步的检查。在此之前我从没想过会有罹患前列腺癌的风险。因为研究表明，PSA 正常基本上是一种保护性因素，而直肠指检也不是真正必要的。我想错了。Foo 教授给我做直肠指检时说："感觉它好硬，最好做 PSA 检测。"这是我第一次感到震惊。我本来以为我很了解自己的身体，更了解前列腺疾病。

我非常尊敬 Foo 教授。他被尊称为新加坡的"泌尿外科之父"。他确实是泌尿外科的先驱，在 1988 年泌尿外科学系成立时，我是这儿的首批学员，就是他把我带入门下。他是位受尊敬的长者，也是我的导师。他对前列腺疾病的治疗造诣很深。

如果我不是泌尿外科医生，我会更早地去看医生吗？如果我没有撰写倡导不筛查前列腺癌的指南，我会每年做 PSA 检测吗？如果我不在一家新医院担任 CEO，而是先做泌尿外科主任，然后做 CEO，我会更早地接受评估并做手术吗？也

1　大肠埃希菌（E Coli）是尿路感染的常见致病因素，但男性很少发生尿路感染，除非有严重的尿路梗阻导致残余尿量增多，即每次排空尿后尿量仍超过100毫升。

许我只是在为自己"没想到能生病"找借口。然而，这种事可不罕见。

我常常看见患者推迟了必要的评估。我也常常看见同事们沉浸在工作中，而没时间自己去看病。我想，大多数人也会错过常规的口腔检查。我们曾责怪患者不遵医嘱，其实也许我们都一样。我自己应该也做建议患者做的那些事，该去检查就去做，该去看病就去看。我以为我知道我们应该做什么，但我没有意识到，其实我们自己做的就和"患者不遵医嘱"那种情况一样。口头上说说容易，但知易行难。所以，别再去批评或轻视别人了，我们只是在具体的事情上有所不同，但其实内心想法都一样。

4

确诊癌症：
我的世界崩溃了

"哦，不，我得了晚期前列腺癌。"如果直肠指检对我来说是第一次打击，那么 PSA 检测结果为 17.8 ng/dl 则更是给了我沉重一击。它是什么时候、又是怎么从 1.8 ng/dl 升到 17.8 ng/dl 的呀？我非常自信地认为我不太可能患前列腺癌，更别说晚期了。研究数据表明，那些在 50 岁时 PSA 检测在 1 ng/dl 的男性，他们终生都不太可能罹患前列腺癌。我的 PSA 一直很低，为 1.8 ng/dl，已经很接近 1 ng/dl 了，我的磁共振成像检查结果是正常的，至少我是这么想的。

多数情况下，PSA 检测结果为 17.8 ng/dl 预示癌症，这可

不是什么好的信号。一些著名的医学中心甚至不为此类患者
（ PSA ＞ 10 ng/dl ）提供潜在的根治性治疗，因为不良的预后可
能会对他们的声誉造成不利影响。自 1998 年以来，我们的团
队对 PSA 筛查进行了研究和回顾，并发表了基于 PSA 检测的
前列腺癌筛查指南。我们的共识是，PSA 筛查仅适用于有家
族史或非裔等高危人群。我既往做过一次 PSA 检测，结果是
正常的，所以通常认为没必要再次检测。

　　我遵循自己团队的这个指南，但我自己是个个例。指南
是针对一般人群的，而为每位患者提供个性化的指导则是一
门艺术。我不应该始终把自己当成医生去给自己提建议。作为
医生，给自己的亲属治疗已经是禁忌，而像我这样给自己看
病则是愚蠢的行为。很多人都这样吧，我已经自尝苦果。

　　"到底有多糟？"我一再反复地想这个问题。我先是到了
磁共振成像室，又去了放射科报告室。我先是做了磁共振成像
检查，然后是 PET/CT、前列腺活检，并且做了病理，然后是
术后 PSA 检测。我的放射科医生同事没有直接回答有关磁共
振成像检查的问题，她只是指出了高信号病变，这让我们都
确信情况可能很糟糕。2 天后，我又躺在了核医学科的检查床
上，打了造影剂。在这两个小时里，我一直在想最坏的情况。
如果过去几年里我的背痛不是运动损伤而是前列腺癌转移怎么
办[1]？如果泌尿系统的问题确实与癌症有关，而不是我认为的
长期存在的膀胱功能障碍怎么办？

1　继发性恶性肿瘤在远离原发癌的部位生长。

　　如果我必须住院治疗，来回跑医院，我那么多原本计划要做的事情怎么办？我之前有一次差点丧命的经历，侥幸逃过一劫。几年前我骑自行车时差点被卡车碾过，这确实是一起严重的事故，本来情况可能非常糟糕。也许这一次我就没有了好运气，和之前死里逃生的经历相比，我盯着自己的PSA报告和活检情况，觉得这次和上次不一样了。我以后再也不会低估等待PSA或活检结果的患者的焦虑了。我过去常常祝贺患者在手术后PSA结果不错，说明手术做得很干净。此刻，我湿了眼眶，很想拥抱他们，之前有时我们真的会拥抱他们。我想告诉所有的医生——当我们让患者不必要地等待结果时，要留心他们的感受，多去想想你们的患者。直到你有所经历，才会知道他们的痛苦。即使是打一个电话，简单地聊两句，也能表达我们的关心。我们不应躲在官方的制度或工作量背后，让患者承受不必要的焦虑。身为医生，哪怕我们只是俯身问："你现在很担心吧？"这就是情感关注的开始，也帮助我们推开疗愈患者的大门。尽管看起来简单，但这背后的力量是无法估量的。医生需要在患者最需要的时候在情感方面给予他们支持，向他们敞开心扉。

　　几年前，当我为医院新的全身磁共振成像仪做被试时，我犹豫了一下。如果磁共振成像显示某个部位有无法治愈的癌症，该怎么办？要知道这在老年人中并不罕见。那天，和今天一样，在等待扫描的时候，我坚定地觉得我对迄今为止的人生旅程常怀感恩，并且没有后悔。即使最糟糕的事情真的发生了，我也会以完全相同的方式度过每一天，也许会更加严谨，更有警觉意识。

我很庆幸最初的扫描结果是正常的，这意味着没有明显的扩散。然后，当我们开始解释那些微妙的信号时，一些质疑就渐渐浮出水面，我们对这个检查的有效性产生了怀疑。一般情况下，前列腺中如果发现中高级别的肿瘤，它本应是发亮的，但由于它们可能有的没有足够发亮，因而潜在的隐藏转移可能检测不到。我的医疗团队认为我必须进行手术，要拔掉导尿管。活检后我出现尿潴留。

在医院建筑工地上爬上爬下，或去学校做儿童肥胖问题的宣教，这些事都能帮助我集中注意力，让我不胡思乱想。但在做这些事的时候，裤子里还有根导尿管可一点都不好玩。对于像我这样的运动狂来说，耽误我运动也让我心烦。

现在我明白了当我们习以为常地给患者插入导尿管和各种设备，剥夺了他们的正常活动时，他们正经历了什么。我本以为我们很庆幸自己发明了能够保持生活质量的微创手术，事实上也许庆祝还为时过早。当一个人的日常生活受到阻碍时，其实哪件事都不是小事。

在治疗过程中，我的医生使用我们团队开创的机器人辅助的磁共振成像/超声融合引导前列腺穿刺活检术，随后进行了机器人辅助前列腺切除术。我们的团队在 2003 年开创了机器人辅助前列腺切除术这一领域，是亚洲第一家开展该术式的医学中心。这真的很讽刺。朋友们问："你要给自己动手术吗？"我很了解这个手术程序的复杂性、所面临的局限性以及每一步的不确定性，这对我来说会不会让事情变得复杂，并更难做出决策？

　　事实证明，我彻彻底底地体验了一把墨菲定律。几乎所有可能发生的并发症都发生了。冰冻切片活检正常，但随后的样本显示相当高的风险，是中级别癌症。我出现了尿潴留，而且不能拔导尿管。尽管对症用了抗生素，但我还是得了败血症[1]，因此我觉得很冷。最后的病理结果显示可能是癌症晚期，局部扩散。接下来，我将会面对什么？

1　组织中存在有害细菌及其毒素，通常是伤口感染引起的。

5

在"教授"和"患者"的
两个世界之间穿梭

最具讽刺意味的是，我想起了 Willet Whitmore 博士那句可怕的名言："对有可能治愈的人来说，治愈是必要的吗？对有必要去治愈的人而言，又是否可能被治愈？"时至今日，这仍然是前列腺癌治疗所面对的困惑。

在 1951—1984 年的 33 年里，Whitmore 博士一直是纪念斯隆 - 凯特琳癌症中心（Memorial Sloan-Kettering Cancer Centre）的泌尿外科主任。除此之外，他还担任泌尿肿瘤学系主任。他协助划定了一个相对较新的领域，涉及泌尿系统和男性生殖道相关疾病。他开创了新的外科技术和方法，将外科手术与放疗或化疗结合起来治疗泌尿系统癌症。

他和许多同事质疑在 65 岁以上男性中进行 PSA 筛查的意义。他建议对 PSA 升高甚至确诊为前列腺癌的老年男性进行密切观察，而不是仓促进行手术。在他看来，生存与治疗的关系并不密切，而与个体所患肿瘤类型的生物学特性有关。他是年轻的临床医生的带教老师，很受大家尊重。他设立了泌尿学奖学金。通过该项目及培养的毕业生，他在该领域名声昭著，有广泛的影响力。后来他自己罹患前列腺癌，并因此去世。

历史学家 Cornelius Ryan 在《一场私人斗争》(*A Private Battle*）一书中记录了自己与前列腺癌的斗争。他在书中称 Whitmore 博士为医学界的 Cary Grant[1]，因为他"精神焕发、健康、有魅力和活力"。

我跟 Whitmore 博士或 Cary Grant 都不一样。在我的内心深处，我确实非常恐惧：我对自己的病情了解得越多，就越不想成为前列腺癌患者。我经常教学生，我们现在诊断的大多数前列腺癌患者没有任何症状，是根据 PSA 来诊断的。如果泌尿系统症状确实是由前列腺癌引起的，那么它肯定就到了中晚期，以至于无论如何都不可能治愈，那么为什么还要费心呢？

这算是一个我不想早点接受治疗的借口，因为如果真的是癌症，那就无法治愈；如果不是癌症，我也不必着急。不

---

1 Cary Grant 是一位在英国出生的美国演员，以演绎经典好莱坞权威性领军人物而闻名。

管是哪种，结果都能预料得到。有时候治疗越多，反而增加了副作用，并没有显著延长寿命。

我们一直都清楚，医生给自己的医生同事开展治疗是非常困难的。他们通常会问最难的问题，并在决策时认为自己是个例。而且，据说他们往往也会出现最罕见的问题和并发症。

其实，如果我自己不是泌尿外科医生，也没有亲自给自己做过诊断和治疗的话，我会更早地接受评估。如果我的前列腺增生没有被 Foo 教授隐瞒这么久的话，我早就去做经尿道前列腺切除术了。如果我没有提出最佳实践指南，我会复查 PSA，不是一次，而是两次。我反对 PSA 筛查，并警告人们不要对反复 PSA 筛查执迷不悟。如果我不是 Mona Lisa 前列腺穿刺机器人的发明者，不是新加坡和亚洲机器人前列腺切除术的先驱，我可能会更早地接受前列腺切除术。

也许我应该早点检查，但要多早才行？ Whitmore 医生也经历过同样的疾病之旅和心路历程吗？他是不是也有过同样的斗争，纠结是否要早一点去请同事看病？再说一次，我自己也是医生，在生病这件事上也确实是一个"异类"，自然要遵守墨菲定律。

墨菲定律说的是：如果事情有变糟糕的可能性，它真的就会变糟。

大多数接受择期手术的患者通常没有并发症。然而，我的情况有些极端，我不算"大多数患者"这个范围。一般认为，前列腺特异性膜抗原（PSMA）PET/CT 对前列腺癌细胞非常具有特异性，特别是经活检后，免疫染色[1]显示 PSMA 阳性时特异性更好，这意味着任何具有相似的前列腺病变区域的癌细胞应该会"发亮"。相比之下，前列腺的原发癌几乎没有"发亮"，这些仍然无法解释。事实上，我的右叶上原发性肿瘤在磁共振成像上非常明显，而在 PSMA PET/CT 扫描时几乎没看出来。这意味着这个肿瘤的任何扩散或转移都不太可能"发亮"，那么想借助 PSMA PET/CT 扫描来判断是否转移的价值就很有限了。这也让我们质疑进一步进行 PSMA PET/CT 扫描的有效性。

　　一些医生也针对我是否需要进一步的锝 -99（^{99}Tc）骨扫描进行了讨论。因为我之前有过背部受伤，最初由于背部受伤，医生认为更应该做 PSMA 检查，于是放弃了骨扫描。我们认为骨扫描的特异性较低，可能会检测到与损伤相关的信号，这还需要进一步的磁共振成像来帮助判断[2]。在发现 PSMA 结果可疑之后，放射科医生又看了一遍 CT 片子。它是我做过的 PSMA PET/CT 的一部分。他没有发现骨骼中有明显的病变。我们的共识是，目前已经做了足够多的检查，如果再去进一步检查，预定的手术就得推迟了。然而，我们仍然担心存在隐匿性转移，特别是当最终病理结果显示它是一种具有真正

1　在生物化学领域，免疫染色是一种适用于任何使用基于抗体的方法以检测样品中的特定蛋白质的方法。

2　寻找隐匿性骨转移有三种主要方法。最常被医生所尝试和应用的是锝-99全身骨扫描，为使用放射性同位素来辨明骨沉积中是否存在任何异常。它对前列腺癌相当敏感，但不是特异性的。接下来是全身磁共振扫描，它既敏感又相当具体，但需要专门的放射科医生进行大量详细的工作，因此可及性较差。最后，较新的PSMA PET/CT扫描模式保证了快速、相当灵敏和特异的拾取，但有一些局限性，因为大约15%的扫描可能无法拾取同位素。

转移潜力的高风险癌症的时候。

2017 年 11 月 18 日星期六，我做了前列腺活检。我们的病理学家非常不愿意通过冰冻切片获得即时结果，因为通过冰冻组织进行癌症分级存在技术困难。然而，因为我的主治医生——泌尿外科的 John Yuen 医生的一再催促，她最终同意尝试进行活检。他的推断是，如果有几个靶向活检核心呈阳性，他就不需要进行更多的随机活检，因为这可能会导致前列腺肿胀更严重，进而增加了尿潴留的概率。事实证明，如果没有石蜡切片，冰冻切片确实很难在当时给出准确结果，这需要时间。我进行了 30 多次靶向活检，并很快出现尿潴留。就这样，我插着导尿管回家了。

从活检手术中醒来后，医生告诉我目前的结果为阴性，让我等待下周一最终的石蜡切片结果。因此，除了手术带来的一些不适之外，这个周末我过得还比较平静。我的家人希望周一能收到活检结果阴性的消息。我去了盛港总医院附近的一所小学做了儿童肥胖症主题的讲座，裤子里还插着导尿管。唉，插着导尿管讲课可一点都不好玩，但这次讲座很受欢迎。讲座结束后，我坐在观众席上给病理学家发信息时，手机嗡嗡作响，我担心出现了最坏的情况。

活检结果显示为中、高级别癌症。除了这个诊断，我还有尿潴留，因为 John 还要给我做 30 次随机靶向活检。生活从来就是不公平的，情况就是这样。Netflix 电影《爱尔兰人》（ *The Irishman* ）中的流行语"情况就是这样"概括了这一切。

墨菲定律的发生率更高。最后的病理结果就是显微镜下看到的结果，报告出现前列腺外肿瘤。其实这并不令人意外，毕竟肿瘤的分级就放在那儿。这似乎是一个有趣的学术问题，但摊在自己身上时并不那么有趣：会不会有人觉得造成这种前列腺外肿瘤的一个可能性是手术或活检针造成的假象，那么它的生物学意义是否可疑[1]？面对临床上类似的模棱两可的情况，我通常选择乐观的看法，剩下的就看疾病的生物学行为了。

就这样，我从一个超级英雄变成了一个受伤的战士吗？从一位事业有成的医学教授变成了无助的患者吗？我在这两个世界中挣扎着穿梭。

我不是什么学者，我的高中物理老师警告我不要学习数学——他对我略知一二。我在医学院时只是个普通学生，但我从小就知道我的双手很灵巧。我喜欢修理东西——不管是作为一名代班的机械师修理汽车，还是修房子，我都喜欢做这些事。从高中开始，我就组织同学们在家里上"解剖课"。我们切开蟑螂、老鼠、青蛙和狗鲨。也许得益于我早年受过的艺术训练，我对三维空间很敏感，手眼协调力也很强。我经常动手，并享受其中。当我还是学生的时候，我便在产科医院的急诊室和产房给患者缝合伤口，后来成为实习医生，参与阑尾切除术。当我洋洋得意地跟教授说我已经做了100例阑

1　手术造成的假象只是病理学家对标本的疏忽而致的曲解，原因可能是手术过程中对前列腺的拖拉，也可能是在准备切片时将标本切成数百个薄片进行显微镜检查时造成标本的扭曲变形。任何一个肿瘤细胞都可能被移出原来的位置，有时甚至会被移出前列腺。这可能被错误地归类为3期癌症，而事实上细胞最初位于前列腺内，因此是2期癌症。这两期癌症的预后差异很大。

尾切除术后，他立即问："你做得对吗？"然后我带着未来的妻子（她当时是骨科住院医师）去看了其中一个病例，可是她对此都没什么印象。唉！

20世纪90年代，当我在一次开放式根治性前列腺切除术中展示我的技能时，一位比利时泌尿外科医生对我说的一番话让我思考良多。当时，他面无表情地说："我要是让你在中国把所有的前列腺切除术都做完，你需要几辈子才能做完？"手术只是一门手艺，就像玩杂耍。

如果我注定要患前列腺癌，并对我的患者所经历的一切有真正的体验，了解真正的同理心是什么，也许没有更好的方法了。可怕的是，过去我太自以为是了，好多事都做得不那么好。我意识到，在过去的30年里，我怀着美好的初衷对我的患者说的话和做的事现在都成了问题。Alice护士是我长期并肩作战且相互信任的同事，她很赞同我对此的反思。因为好多时候，在患者咨询我后，又经常向她要真正的答案。

我运气真差，很长一段时间，我都有严重的泌尿系统症状。我基本上处于尿潴留状态。除了排尿问题和晚上起夜影响睡眠之外，还有鸡尾酒疗法的副作用。

新加坡总医院泌尿外科主任Henry Ho博士说，这是一个"矛盾的膀胱"。例如，一些药物有助于缓解膀胱过度活动症状，但会加重鼻窦炎。服用抗组胺药有助于让鼻窦通畅，但会加重膀胱压力，导致排尿困难。直到我插了导尿管后，我才意识到能连续睡一晚上的觉是多么美好。当然，导尿管也带来了其他一系列问题：从导尿管打结引起膀胱扩张，到在会议开了一半时尿袋满了，需要赶紧去厕所，否则尿袋沉甸甸的，会让我掉裤子，这些真是很烦。

其实有时候作为医生，尽管我们并非有意，但是实际上以最随意的方式惩罚着插导尿管的患者。如果手术排得太久，那么可能患者就要在家里插好几周导尿管。在等待尿道愈合的时候，我们通常也让患者留置导尿管好几周。尽管患者不会抱怨，但他们遭受的痛苦是真实的，让人难过的。在这种情况下，患者的性欲下降，最敏感、最隐私的部位无时无刻感受着内脏刺激[1]，这可真是一种羞辱性体验。更不用说运动受限，尤其是对我来说，我过去几乎每天都在做运动。我去了健身房和游泳池，事实上，可能因为游泳而污染了导尿管，这可能是导致手术时出现败血症的原因，医生对此耿耿于怀。

我的手术其实是挺麻烦的事儿，一方面是因为败血症，另一方面是还得看怎么安排人来给我做手术。目前所有做机器人手术的外科医生都是与我关系很好的朋友和同事。虽然他们平时完全能胜任手术，但给你的朋友和前老板做手术就像给近亲做手术一样，多多少少有点心理负担。他们一致认为要像对待普通患者一样对待我，安排实习医生给我抽血化验并做记录，按照常规行事。

因为我们想缩短插导尿管的时间，尽早请国外那位医生

1　内脏刺激或疼痛与躯体疼痛有所不同。内脏疼痛源于自主神经系统，而躯体疼痛源于皮肤、肌肉和骨骼。虽然可以通过抵抗或服用止痛药来治疗躯体疼痛，但源于脏腑的这种感受就像是把压舌器推到喉咙后面引起的"呕吐反射"，自己无法在主观上去抵抗它，一定会吐出来。使用导尿管通常会导致膀胱痉挛，类似于呕吐反射，药物无法轻易抑制，患者往往难以用语言向我们表达他们的真实感受。

飞抵新加坡，尽快安排手术。办理签证、执业证书、许可证（或"授权"，医学界常用的术语）和保险等事务，听起来可能是例行公事，但因为时间很紧、安排很急，这项工作就很艰巨了。在诊断、繁重的工作、应对癌症、安排事务性工作等多重压力下，我的体重掉得很快。

我脑子里始终想着："这些事什么时候是个头？最坏的情况会是什么？"

我决定做胃镜和大肠镜检查（食管、胃、十二指肠镜检查和结肠镜检查）。谢天谢地，除了有点胃炎，结果都是正常的，那么消瘦就可以用消化不良和营养不良来解释了。因此，尽管我觉得自己平时挺健康，但还是出现了营养不良。肠道菌群和免疫功能可能因此受到干扰，最终导致术后头几天的败血症。尽管后来我康复了，但这种经历真的很不寻常。现在我会更关注复苏室里瑟瑟发抖的患者，和那些看似体温低的患者。尽管我们这样做，他们有所好转的可能性并不大。但如果我们更加小心，多去观察，在问题出现前就有所防范，就可以将患者的痛苦降到最低。

科室的同事们和我的家人联络得很频繁，所有人都围着我转，尽最大努力帮助我治疗与康复。盛港总医院的同事给我做了内镜检查，药房准备了术前紧急抗生素。在新加坡健保集团，尽管同事们刚刚接到通知，他们就奇迹般地做好了保障工作。在盛港总医院，医疗团队已经准备好了手术室和病房。而且，泌尿外科、病理科、放射科和核医学科的同事们都在为我的事忙着，以确保活检和手术尽快顺利进行。尽管我是"来自地狱的患者"，又"胡说八道"、自以为是，但 55B 病房的护士还是很棒的。我真的很感激他们给我的支持。

6

被选中的人

我父亲在战争年代曾是一位记者，后来当上了老师。我母亲在高中教书，后来她对办幼儿园很感兴趣。我的大哥是医生，二哥是工程师。我们在中国香港长大，家境一般。当时新加坡政府向我提供奖学金，以供我在国家初级学院学习。我抓住了这个机会，并且在那里度过了一段美好的时光。其中还有一个重要的原因，就是我终于远离了我爸爸，因为他实在太严苛了。

我的偶像是一位很有学问的数学老师，最难的数学题对他来说都可以像变魔术一样答出来。然而，有次他反问我："你真的想学物理吗？你觉得自己比我聪明吗？你认为你优秀到能拿诺贝尔奖吗？我觉得你最终会当教师。"于是，我成为物理学家的梦想破灭了。

似乎老天是公平的，我最终选择了医学，因为我相信勤能补拙，我坚信勤奋和努力能弥补我的"智力缺陷"。建筑学则是我另一个心之所向。所以，从 2011 年我们开始谋划建设新医院、搭框架时，我就成为新医院建设监管团队的一员。正好，医学和建筑我都搞了一圈儿。

在既往的生涯中，从读书到现在的工作，我一直做一些组织和管理方面的事。不管是读书时作为学校的监督生，还是作为医学会和医学课程审查委员会的成员，甚至是在政府因债券问题威胁要将一位男医学生送回国服役的紧张时刻，我始终跟上司和同事们一起迎难而上。一旦我认定了要做一个正当的事业，我都会直面考验，一直往前冲。这种冲劲儿也许是刻在骨子里的。我在梅奥诊所工作了 2 年，目睹了它因为管理者的远见和激情而发展壮大，我自己的雄心壮志一下子被点燃且愈加强烈：我想为医疗行业的提升做更多事！

我对现有的临床 IT 系统并不满意，首席信息官（Chief Information Officer，CIO）也厌倦了回答我没完没了的问题与请求，于是我担任了电子病历（Electronic Medical Records，EMR）的主管，也就是现在的首席信息管理官（Chief Information Management Officer，CIMO）的前身。我召集了一群志同道合的人，在医院的支持下组建了医学信息学团队。因为医院的每项业务都与信息学密切相关，尤其是护理流程改进，我积极参与了校区总体规划发展等各种业务流程的改进工作。卫生部随后任命我为"医疗卓越"工作组的联席主席，负责编写一份关于未来医疗保健的白皮书。我想，一些改善初级保健、整合医疗环境的想法现在已经在区域性卫生系统中实现了。

在专业学习方面，我很幸运遇到了很好的老师和榜样。在学校里，我发现有些事我没法用语言表达，比如解释复杂的医学综合征，但我可以用手来做。我开始在解剖青蛙和狗鱼的生物课上当指导老师。在解剖实验室里，我能专业地处理这些动物的尸体。作为年轻的实习生，我做显微外科手术只需要老师一半的时间。有天晚上，我被叫来参与手术，那是一场一直做到天亮的"马拉松手术"。在手术中，我多次协助整形外科医生试图重新接上断掉的拇指。最后，我提议让我试一下，结果很快就成功了。我因为没有早点儿说让自己动手试试而被大家一顿骂，要不他们就能早点儿回家了。

我是个幸运儿，在对的时间和对的地点，我在专业学习和经验积累方面受益良多。因为我一直接触医院，同时又亲历医疗保健组织转型，我的导师和老板 Foo 教授卸任时，我就当上了新加坡总医院的泌尿外科主任。在这个职位上我做了10年。我见证了我们医院泌尿外科以及新加坡泌尿专科领域的不断发展壮大。如今，每家公立医院都有完善的泌尿外科，提供最先进的临床诊疗与护理服务。

2010年，在卸任泌尿外科主任不久后，我开始参与原定于2022年开业的盛港总医院项目。当时新的邱德拔医院刚刚竣工，黄廷芳综合医院也即将开张，我们必须与他们开展"抢人大战"，招聘优秀的医务人员，这可真有挑战性。这个项目先是被提前到 2020 年，然后又被提前到 2018 年，压力真是越来越大。作为一个大型项目，我们匆忙组建了一个新的管理团队，并在卫生部控股公司的一个新部门下运营，一切都不按常理出牌。这是一项一年 365 天、每天 24 小时连轴转的工作，对于所有参与其中的人来说太过司空平常。回顾过去，我们吸取了很多教训。还有一些事情本来可以做得更好，但总的来说，这个经历可能一生也就这一次。

我的挺多朋友对我同时兼顾临床工作、行政工作和医院规划工作感到惊讶。他们关心地问："你为什么不专注于做外科医生呢？毕竟你做得很好！你的患者需要你。"

事实上，如果我听从了这些建议，生活可能会轻松很多。然而，这真是个让人没法拒绝的项目，因为参与其中并有机会做出改变算是一种终极特权。尽管不能保证拥有这项特权可以解决每天遇到的所有困难，但这确实是个非常棒的经历。

每个人都认为我事先谋划好了"进军路线"，完成一项项任务，最后成为首席执行官，脚踏实地做好每件事，进而实现目标。事实恰恰相反，在工作的过程中，我确实有很多制订计划并执行它们的自由，但我的老板为最终的决定拍板。我最初担任盛港项目委员会的顾问，直到项目快速推进时才担任主管，随后成为临时 CEO，这个周期其实挺长。对我来说，相比于头衔和报酬，我更在乎工作本身的意义。

事实上，我不得不面对生病的现实，并知道治疗过程的不确定性，所以我主动提出辞职。我告诉集团首席执行官，尽管压力很大，我度过了一段美好的时光。但如果给我一个机会，我会全力以赴地完成这项任务，因为生病让我对医疗行业幡然醒悟。我很高兴能在 2017 年继续工作。

当然，很多一直想做的事儿已经跟我无缘了。我本可以去航海或拉大提琴，因为我已经好几年没做这些事了，每天晚上和每个周末都在电脑前赶着做事。我甚至因为落下了课程而放弃了艺术课。然而，我并没有觉得遗憾，因为我所学到的关于技术、组织以及最重要的组织中的人文知识等，抵得上读其他很多书。

从领导层的角度来看，无论一个人是否准备好了，把他安排到现场去做事，就相当于逼着他快速学习。如果要求你去做领导，这意味着要以身作则，自己成为践行组织的价值观的榜样，处处去践行这些价值观。最大的挑战是在团队合作的循环方法与指挥和控制的结果驱动方法之间找到最佳点。同样，在促进团队合作与庆祝个人成果之间也需要平衡，这也需要技巧。很显然，答案应该是"和"，不是"或"和"都不做"，但更大的挑战是"怎么做"。

反思一下，生命的迭代意味着我们的能力和相应的贡献都在进步。我们都是后辈的铺路人，铁打的营盘流水的兵，这是值得庆祝的事。如果我们教得好，指导得好，这个体系就会发展得更好。医疗行业往往存在深层次的、似乎无法解决的问题。这些问题往往是自相矛盾的。希望我们能在前人努力的基础上，一点点让这个行业变得更好。

　　说到我那时候的工作状态，作为盛港总医院的 CEO，我的日程安排近乎疯狂；作为泌尿外科顾问医生，我还在给患者做手术；同时，作为教授，我在一线教学。我很感激患者，尽管等待时间很长，但他们还是很想见我。我更感激同事，他们在方方面面帮助我、照顾我。实际上，医院里的所有医生、护士、治疗师和行政人员都在竭尽全力来帮我分担压力。我对他们的感激和愧疚无以言表。

7

我所学到的最重要的七堂课

我常常想，从做（成为）教授到担任新成立的公立医院的首席执行官，再到成为患者，我在这段旅程中学到了什么？真的是学到太多了，方方面面。

我总结的这些收获和感悟在本质上不是线性的或连续的。因为作为一个握着癌症诊断书的患者，我继续履行自己作为医生和照护者医治患者的职责，同时作为卫生管理人员，我渴望在系统层面改善医疗行业。

下面我就总结一下我认为我学到的最重要的七堂课。

第一课
写给患者：没有"如果"

过去的事已经过去了，未来的事还没发生，而且谁也没法确定以后是什么样子。身为患者的我，其实正在面临未知与不确定性。我会很自然地偶尔去回想错过的一些治疗时机甚至一些错误。但当时情况就是那样，我当时就是那样想的，那样做的。多想无益，复盘只会徒增痛苦。当然，我见过的许多患者陷入抑郁，他们反复问自己："如果我做了这个或那个，会不会事情就不像现在这样？"所有人都想绕过生病这个生活中的小插曲，回到生活常态，回到"曾经那些美好的时光"里。然后他们就纠结"为什么是我"这个问题。我这辈子都没做什么坏事，为什么是我生病受苦？如果能给我一颗后悔药，不管多少钱我都愿意付。每个人最终都会面临衰老、疾病和死亡的现实，所有人都是一样的，无论贫富，也无论你是否有权有势。你拥有的越多，就越难于接受这些事发生的必然性。

我又一次告诉自己，就像我告诉我的患者一样：生活中没有"如果"。即使我们尽全力去预知未来，未来也永远是不确定的。我们永远无法真正预测或控制可能发生的事情。如果我们选择不同的方向，事情的结果可能会截然不同，但其实也不一定如你所愿。所以，与其纠结过去的事，不如接受我们当时基于事实做出的选择，并尽可能做好自己该做的事。当生活中你真的遇到了艰难险阻时，要直面现实，更好地应对和接纳它，勇敢向前冲。

关于我自己和患者的困惑其实是无解的。无论是被命运抽中的"运气"还是上帝的旨意，唯一的办法就是往前看。我们越早接受现实，就越早停止怨天尤人，就越能更从容地去生活。勇于向过去说再见，才能迎接新的生活。生活不是公平的，也不是不公平的，生活本身就是这样子。

第二课
多点醒悟，少点遗憾

有人问我："你的遗愿清单上有什么？"我挠了挠头，说真的，我没有一份清单。不是新的旅游景点，不是尚未探索的刺激人心的体验，也没有一定要去见的人。最重要的是，我们迫切需要学习和反思，让自己更有智慧，更觉醒。

我的一些患者与我一样，站在人生的十字路口，迎接命运的挑战。他们更愿意列出来一个清单。他们在剩下的时间里，更想去完成一些一直想做的事。这些事可能包括个人追求，如旅行或陪伴家人。有些人可能会为了给家人留下一笔钱而更努力地工作。我告诉自己，我拥有世界上最好的工作和最美满的家庭，我会全力以赴好好生活。我将加倍努力，让生活充实起来。

不知道为什么，我比以往任何时候都更健康、更有活力。也许这就是受伤的战士反而更加无所畏惧的原因。突然之间，我不再希望被崇拜和沉溺于自我满足，我就是人群中一个普普通通的人。在照顾癌症患者的过程中，我也见证了许多人在诊断和治疗过程中发生的转变。在这个竞争激烈、有时充满暴力的世界里，许多人在疯狂地追逐自己的目标。而生病之后，他们的人生似乎找到了新的目标和意义，他们的目标更加高尚，并成为内心更有爱的人。也有一些人在灵性层面得到了成长，更有智慧，最终获得内心的安宁。

第三课
活着就是要此生无悔

或许只有死过一次的人才真正知道怎么好好活着。当一个人最终学会放下所有对我们而言珍贵的事、甚至包括生命本身时，想法就会发生转变。当我们受够了痛苦并准备好放下时，我们才能真正地懂得活着的意义。于我而言，癌症可能是一个最好的馈赠。我意识到了生命本身的短暂，便不会纠结日常生活中那些以后可能发生的烦恼。所有的纠结与不安都不复存在了。尽管不好的事情仍然会发生，苦难还在继续，但我不再感到绝望和无法忍受，只会感受到平和与安宁。

大自然中的很多现象本是没有恶意的。雷电凶猛，但它没有恶意去袭击谁。花儿盛开、吐露芬芳，每个人都可以欣赏，不偏不向。健康和疾病都是自然的一部分。面对疾病患者感到绝望，是因为他们内心的执念是人可以一直保持健康。生病给我上的一课就是：世事无常！我们自己的身体状况也是如此。

面对疾病与生死，难道我们要把自己躲起来，静静地等待那一天的到来吗？在余生中，我们是否应该带着我们所拥有的一切，继续热爱生活？这就像我喜欢的耐力运动，比如马拉松、铁人三项，而且最近喜欢上了骑行。为了很好地完成这些活动，我就需要不断调整自己的节奏。不要跑得太快、太卖力、太早发力，以至于在前半程就透支了。当然，还有一个错误不要犯，就是跑得太慢、太保守。当你到达终点的时候，发现还有好多力气，而没觉得自己拼了全力。最好的办法是毫无保留地完成比赛，无论结果如何。如果一个人破了自己的记录，那是意外之喜。这个例子类似于"搏尽无悔"的想法，把我们所拥有的一切都奉献给生活，毫无保留地直至人生终点。就算冲线后筋疲力尽，也是已经尽自己所能了，希望也可以为让世界变得更美好做出一点贡献。这种动机反而为我们活着的每一分钟都注入了活力，每天早上醒来时，我们都会感激我们所拥有的一切。

对我来说，活着就是最棒的礼物吧！

第四课
在运动和艺术中拥抱生活

手术后 12 个月，我基本康复了。我在民丹岛参加所在年龄段的个人自行车比赛时，出其不意（出人意料）地获得了第三名。参加这场比赛是我躺在病床上时给自己定下的阶段性目标。直到现在，我一直很享受健身，并深谙癌症存活率与运动之间的关系。多项关于运动和癌症存活率的研究发现，优势比约为 0.6，这意味着与运动较少的人相比，经常运动的人的死亡概率降低了 40%，这个数据非常惊人。当然，这些样本都是经过筛选的晚期癌症患者，他们的运动量确实很大。一些研究的纳入标准为患者需进行每周六天、每天一小时的锻炼，心率达到最大心率的 85% 以上。这些研究表达得很清楚，剧烈运动十分重要。有人会说，这比治疗更重要。对我来说，外出散步、跑步、骑自行车、听树上的鸟鸣、在我家旁边的费伯山上看日出等是我和大自然沟通的方式。我喜欢在雨中跑步，并且觉得这种全身湿漉漉、筋疲力尽的感觉让我兴奋。只要身体条件允许，我就经常这样跑。这些都是大自然馈赠给我的能量。很多运动都能帮助身体疗愈，我与很多病友分享这个理念。很多人其实可以用自己的方式做不同的运动，哪怕是那些以前不运动的人。

在生病之前，我已经学习水彩画多年了。周六早上我会和一个绘画小组一起去新加坡各地转转，在户外写生。对我来说，这不仅是在训练绘画的技巧，更重要的是，仔细观察的过程本身就是与大自然沟通的过程。通过仔细观察物体的明暗、颜色、形状以及情感和记忆，进而真正熟悉场景，这是一种欣赏生活世界奇观的练习。当然，把这些画在纸上只是一次偶然的练习。就像通过锻炼来使身体变得更健康一样，做这件事需要持之以恒。

出院前一天，我站在窗边勾画着外面的景象，也接待了几位来访者。在过去的 40 年里，我在查房中看过无数次这一场景，但此刻作为患者，则是以不同的视角。我甚至尝试用立体派的视角，把自然世界叠加到心灵的视野里。也许这就是艺术在治疗中的力量：好的艺术超越了场景，甚至超越了抽象。根据观众的心理状态的不同，它与希望或绝望产生共鸣。

然后艺术在抽象中指向真实，完成了超越。它介于模糊的概念和接近真实的照片之间。它渴望捕捉灵魂和流动。真正的意义在于它的独特性。故事指向意义，但沉默才是真正的意义。当我们终于进入莲花[1]中时，却没有人在那里。我们终于找到了超速巴士的司机，但没有司机。爱、信任、尊重、幸福和上帝都是未知的。艺术说到底也不过就是指指点点。

---

1 隐喻彼岸世界。

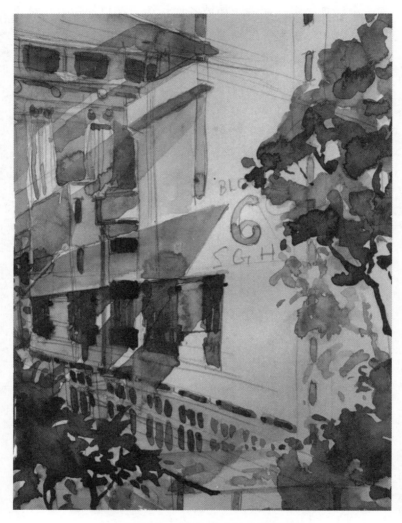

在盛港总医院 5 楼病房窗前看见的景象

第五课

写给照护者、医生、护士、其他医务人员和患者家属：同情即是源泉

"教授，您还好吗？"护士忙着检查我的指标，还在看尿量前偷偷瞄了我一眼。手术后的第一个晚上，我太虚弱了，恐惧、不舒服，而且非常痛苦。她甜美、温柔的声音中夹杂着一丝关切。在麻利地帮我测血压的间隙，她用温暖的手拍了拍我冰冷的肩膀，即使在今天我仍然清晰地记得那个场景。

她可能很担心我，在想花更多时间与我聊天和让我休息之间左右为难。很多照护者面对同样的问题，有些照护者很真诚，但少有人能真正去安慰患者。也许她不记得了，而这一幕恰恰是在现实生活情境中真情实感的表达，此情此景在我的脑海中不断重现。

如果同情心本身就表达了一种减轻他人痛苦的意愿，那么这位护士真的就是在坦率直接地表达这种意愿，这对我来说意义深远。她在手头事情可以仅仅停顿一小会儿的时间里和我这个患者沟通，她的声音、触碰，更重要的是态度，让我永生难忘。在我所处的患者的世界里，当监护仪滴滴作响，警示灯不停闪烁的时候，大家都盯着电脑屏幕而没人看我。因此我与那位护士短暂的相遇与沟通真的弥足珍贵。她给予我的

同情和药物一样有效。

作为治疗者，我们拥有一些强效的治疗方法。除了用话语对他们表示安慰，甚至用肢体语言多去接触、安抚患者来证明我们在践行有温度的医疗外，患者所期待的是真诚、关爱的态度。我们自认为行动胜于言语，认为自己实际做的事比表达出来的更多，因此觉得患者可以看得出来我们的关爱。我们真的有共情吗？我们有试着去理解他们的感受吗？我们敢问患者"你内心的真实感受是什么"吗？我们准备好接受可能随之而来的情绪洪流了吗？

我们当然可以教授医务人员共情和同情心。医学院经常教授学生在经历悲痛的事时内心活动的五个阶段——否认、愤怒、讨价还价、抑郁和接受。有些人会争辩说，如果我们自己或者亲人没经历过，那么这些仅仅是教科书上的概念而已，很难被具像化。当然，现在我已经亲身体验，我更能理解患者的情感。今后，我会在和患者的谈话中多加停顿，听他们分享自己的感受，也许这是治疗中最重要的部分之一。身为医者，我们能否以正确的态度自然而然、发自内心地给患者投以关爱的目光？我们都可以练习共情的艺术，就让我们慷慨地把自己的一些情感与精力奉献给患者吧！

第六课
真正的爱是否是接纳所有？

一位足科医生告诉我们，他喜欢照顾麻烦的且要求苛刻的患者。他把这些视为一种对自己的挑战，并为自己的工作感到自豪。他说，当我每天努力工作，把这些事处理得很好的时候，那种感觉棒极了！事实上，医务人员自然很青睐那些主动性强、自律并听从我们建议的患者。我们可能对那些质疑我们的患者、从不按要求吃药的患者以及尽管我们尽了最大努力却仍然怨恨我们的患者没那么热情。我生病的时候就是个"来自地狱的患者"，我当时确实没法自控，不由自主就是这样。我很感激我的医疗团队从容应对了所有的惊险时刻。他们表现出极强的共情和同情心，尽管我自己提出要求增加补液量，这其实不合常规。

有时候，那些看起来"不讲道理"的患者最需要关心和同情。他们"不讲道理"是有原因的，可能是因为生病且抑郁。他们的照护者也可能变得"不讲道理"，因为他们在连续几个月不间断地照顾亲人，会感到筋疲力尽。他们可能会担心无底洞一样每天都在增加的医疗费用。当医务人员面对这些情形时，我们需要注意自己对待他们的态度和情绪，并激发自己更多的同情心和共情。他们才是真正需要帮助的人。这都是工作中需要做好的事情。如果我们能把这些做好，便已经迈出了迎接逆境的关键一步。我们需要迈出接纳的一步，对那些患者或家属不妄加评判。如果我们只去关爱那些回报我们的人，这说明我们做得还不够，也没有能力爱自己。没人能十全十美，我们自己也总会犯错误，但我们仍然想要被关爱。我们是否有勇气敞开心扉，向所有需要帮助的人提供更多的悲悯与同情？真正的爱也许是接纳所有的，或者不是。

真正的爱永不止息。

第七课
写给医疗系统：目的是为了更多人的利益

一天早上，我在新营业的盛港总医院参加病例讨论会。我们讨论了过去一周看到的患者。他们有各种各样的情况，大多情况比较复杂，需要多学科的专家意见，以制定合理的治疗方案。令我惊讶的是碰上了挺多严重的情况，特别是这些情况发生在相对年轻的居民身上[1]。我又去了急诊室，站在救护车接车医生的身后，看见他们源源不断地从附近的疗养院接来事故伤者和老人。他们一直很忙碌，一点都没闲着。医院位

---

1 盛港总医院所在的盛港镇是一个相对年轻的小镇，有很多年轻的家庭，但很多人似乎都有老年人常见的症状。

于城市中心地带，因为就在市区，交通便利，所以每天都有很多救护车送来患者。分配救护车主要根据就近原则，车开到我们这儿的时间比较短。然后我开始了那天我自己的门诊，这简直是没时间上厕所的马拉松一样的门诊，门诊量破了我的记录。尽管好累，但我很开心，助手也很疲惫。我还跟他开玩笑说，这是多么美好的一天，因为我们帮助了这么多患者。

我们时刻提醒自己，随着人口老龄化的进程加快，人们对医疗保健的需求也越来越多，很多人患有慢性病。现在，越来越多的像盛港总医院等多家新的、设施更完善的医疗机构建立起来，大家都投入了很多精力，使它更高效、更经济地运行。然而，对其更好、更快、更便宜的期待给供应方和需求方都带来了巨大的压力。

虽然每个患者都认为他自己最重要，需要立即得到最好的医疗资源，而且花费最少的开销，但现实是，系统必须将资源优先分配给最需要的人。急诊室就是一个很好的例子，它本身是为有生命危险的急症患者设置的。然而，很多时候，需要帮助的人也不知道自己属于哪一类，疾病分类也不是一门精确的科学。根据患者现有的风险程度来判断，有些人不得不需要排队等待治疗。

同样，在繁忙的门诊，我看到的患者中，最复杂的情况是看过很多家公立和私立医院，需要花费大量时间和精力来评估病情和制定治疗计划，而有些患者可能只是自己很担心，真的就是想来看看专家，让专家帮他们排除一下，证实自己没患上癌症。医疗保健问题是医疗和社会问题的复杂组合，建立信任关系需要时间，而医患之间的信任在慢性病诊疗中更为重要。唉，没时间是最大的问题，患者和医生双方其实都感到紧张。医生总是很忙碌，所以患者自然认为医生对自己毫不关心、缺乏沟通。患者等了好几个小时才能看见医生，可看病就几分钟，他们会觉得自己上当了，特别是在付不起费用的时候便更觉得如此。

展望未来，这些紧张局势只会随着成本上升和人力资源紧张而变得更糟。医疗行业的改革是激动人心的，围绕医疗系统负担能力的讨论几乎总是以围绕个人的权利和权利之争的辩论而告终。

事实是，如果不对医疗保健行业加以约束，那么他们可能会挤占其他重要的社会资源，如住房、教育和交通，而这些也是人们生活所必需的。为了让供需双方站在一起，共同解决问题，我们必须加倍努力，在为一个人提供最好的服务的同时，也为所有需要的人提供服务。每个人都必须认同并承认这一点，就是大多数时候，每个人都得到够用的资源和服务就可以了，越多并不一定就越好。

我们大家齐心协力，越早共同面对这个问题，结果就越好。关键是我们要理解，我们的目标不仅是治疗一位患者，而且是治疗所有患者；不仅要治疗一种疾病，还要治疗所有疾病；然后我们最终的结论应该是"我们所做的一切的核心是为了患者"，需要强调的是，我这里说的是整个患者群体。

8

超越治疗：践行同情心

当患者生病或面临可能比较严重的疾病的诊断时，他们自然会担心治疗结果。在更严重的情况下，他们往往隐隐有着对死亡的致命恐惧。在这个充满不确定性的时代，宗教人士通常会求助于祈祷和上帝。然而，有更紧急医疗需求的人会看医生。在这里，患者也有意识或无意识地祈祷，希望医生是一个值得信赖、给予他们关心的人，对医生像对上帝一样尊重。因此，如果医生的"表现"在他们意料之外，他们就会失望。

当医生没有给患者留下业务高超的印象，或者流露出缺乏真正的关心和共情的迹象时，患者如果有选择余地，就会想要换掉这位医生，或者他们会怨天尤人。这些想法当然对治疗不利。医生的责任不仅仅在于技术胜任力，掌握技术是最基本的要求。如今，在人工智能和远程医疗发展迅速的时代，聊天机器人逐渐取代人际交往。患者渴望的是得到真正的共情，而不是计算机算法产生的一些虚假的情感。患者比以往任何时候都更需要我们这些医务人员更善良，付出爱心。

一位同事分享说，尽管多年来他向学生教授关于共情和照顾患者的知识，但直到轮到自己实际去照顾亲人或者自己生病接受治疗时，他们才能理解共情到底是什么。根据定义，共情指的是在将对他人的关怀付诸行动时，能发自内心地感受到对方的感受。用孔子的观点来解释，共情是换位思考，我们可以用"己所不欲，勿施于人"来要求自己。《圣经》里也是这么说的，但这说起来容易做起来难。大多数时候，我们只能想象别人的感受。

在我自己做前列腺活检之前，我为正接受姑息治疗的患者进行了详细的检查。这些患者已经到了癌症终末期，不能治愈。也许你能想象得到我的精神状态，我时而很恐惧未来某一天和他们一样，时而又憧憬着好消息，抱有希望。也许扫描结果会没事的，也许检查结果会没事的。此刻的我和他们一样，想抓住每一根救命稻草。

自从术后回到门诊上班后，我看诊了一些有严重并发症、预后不好的患者，我会想象以后自己可能发生的最糟糕的情况。曾经，看门诊是让我高兴的事儿，因为我的大多数患者都常怀感恩之心，我们已经成为了朋友。而现在，出门诊让我百感交集，但仍然很有满足感。因为在患者身上我看见了自己的影子，我和他们的关系更近了。我曾以为我足够了解我的患者，现在我才能真正在不同的情感层面上理解他们。身为医者，你可能不必通过自己生病和做手术去理解他们的感受，但请记住，请对患者的感受持有谦虚和包容的态度，不要冷漠或妄加评判。毕竟，我们并不确定真的完全理解他们的感受。

每个人都需要共情，我们都一样。我们都同病相怜，我们都是罪人（《圣经》：We are all sinners, saved by grace. ——译者注）。我们都不完美，我们人人平等，也都犯过错误。当我意识到自己的这个故事可能对患者有所帮助时，我与他们分享了自己内心的震荡。"我给你看看手术时留下的瘢痕吧。这个伤口已经一个半月了，现在没事了，我已经痊愈了，你也能像我一样。"在人生这条路上，我们都是同路人。我这样做，他们就能领悟到原来医生也能成为患者。

表达共情不仅是与患者共担坏消息，也是在患者 PSA 检测结果为 0 时与他们分享快乐。我愿意去分享他们的解脱感，就好像是我自己的事儿一样。尽管如此，我还是谦卑地意识到，我们不可能真正体验到所有患者的细微差别。一位患者给我们写了一封非常友好的感谢信，她写到，医务人员对她说的最鼓舞人心的话是："别担心，我会一直陪着你的。"这种简单的共情的表达让她希望满满，她觉得这位医生真的很在乎她。

即使看起来情况相似，但人们的性格、气质与成长环境不同，因此每个人都是独一无二的。对此，我们可以采取谦逊、尊重的态度对待他们，并希望对他们有所了解。我们需要怀揣善良，以开放包容的心态去倾听他们的故事，这样患者更能感受得到：面对疾病，我们与他们同在。身为医者，这是我们重要的责任。大家都会很珍惜且感恩与患者建立起来的良好关系，尽管有时候这种沟通与共情被没完没了的查房、为了完成 KPI 而不得不看更多的患者所埋没。那些我们引进的所谓智能设备，号称是有助于我们工作，有时候却因此让我们疏远了患者，这与初衷背道而驰。

也许有人担心，过度共情会导致照顾者倦怠。在《医学与慈悲》(*Medicine and Compassion*) 一书中，David R. Shlim 和 Chokyi Nyima Rinpoche 医生的观点则与之相反。他们认为慈悲、同情心是我们与生俱来的，它就在那里等着我们去开发。通过训练，不断增长的同情心就像不可阻挡的泉水，随时准备注入我们所有的思想感情和关系里。富于同情心的医生不仅是一个更好的医生，而且不太可能感到倦怠。就像前面提到的寻找具有挑战性的患者的足科医生一样，他每天下班回家时都是开心的，因为自己做着一份充实的工作，因为给了困境中的人们以关爱。

我们该怎样去开发这种慈悲的源泉？是什么让我们隐藏了善良的本性？我们成长于精英社会，渴望处处争先，希望在学业、事业上取得成功，在社会地位上更上一层楼，我们又能否平衡这些以自我为中心的欲望与仁慈、善良的本性之间的关系？我们又如何将世间对成功和成就的追求与对绝对的超然境界的认识和理解结合起来？

毕竟，取得成就的快感和成功的回报难道不是短暂和一时的吗？放眼整个宇宙，任何持久的遗产终将被遗忘。因此，培养同情心首先要认识到努力取得成功和放下过度追求自我价值感之间的平衡。

我们如何尽一切可能去努力做事并接受各种结果？我们如何实现崇高与平凡的结合？对外，一切如常，做好日常工作，认真做好本分，践行自己的职责；对内，追寻内心的平静与自由。宁静祷告很好地描述了这个观点："上帝啊！恳求你：赐我恩典，安详接受不能改变的事件；鼓我义念，勇敢改变可以改变的事件；赠我慧剑，能够分辨接受还是改变。"还有印度克利希那神的名言："身投战争的喧嚣，但心在主的莲花足下。"

这些话描述了人类尽其所能去努力，与无条件、平静地接受结果之间的平衡。一旦人具备了这种洞察力，他就做好了培养仁爱之心的准备。我们已准备好应对困难的情况和具有挑战性的患者了。

也许我们都应该学会关注、觉察我们的内心以及周围发生的事情。我们可以向著名的法国作家 Mathieu Ricard 学习，他著有几本关于正念的书籍，例如《利他主义：慈悲是一种改变你自己和世界的力量》(*The Power of Compassion to Change Yourself and the Word*) 和《幸福的秘诀是学会珍惜：震撼心灵的幸福读本》(*Happiness: A Guide to Developing Life's Most*

Important Skill, Why Meditate?）。

同情是共情的解药

曾获得细胞遗传学博士学位的 Mathieu Ricard 和他的团队运用功能磁共振成像研究了受共情影响的大脑区域的活动。他们研究了"慈悲冥想"或专注于通过具体行动减轻他人痛苦的行为的效果。他们发现，共情有负面影响，会导致倦怠，因为它是以自我为中心的。当然，当一个人遭受痛苦时，很难同时想到其他人。同情是一种激励，对我们有积极的影响。同情也是"以他人为中心"的，能让我们快乐。

当一个人快乐时，很容易忽略自己，变得专注于他人。事实上，医学上认为，无论情况有多困难，或我们有多疲惫，当一个人的痛苦得到缓解时，我们都经常觉得精力恢复了，就像充好电一样。一个人做好事的节奏是张弛有度的。所以，缓解我们因持续的共情而倦怠的办法可能只是简单地向他人表达同情。我很高兴同行们正是这样做的。

对自己的同情

Mathieu 对此做了严谨的补充：我们还需要认识到，慈悲感来源于家庭，我们需要先向自己表达一些同情。我们的训练和处境会让我们觉得，我们可以忍受无尽的挑战，对所有事和每个人都可以无限共情。事实上，有人说，整个公共医疗行业是建立在这样一个假设之上的，即我们能容忍任何抛给我们的东西，无论合理与否。我们几乎大多数人都不想加班或周末上班。事实上，我们是人，尽管我们很努力，但还是有限度的。我们需要意识到自己什么时候需要帮助，什么时候说"不"，这很重要。其实有时我们只需要觉得自己已经做得足够好了，并适当地去同情一下自己。

我们天生富于同情心

最有意思的是关于幼儿行为的实验。年仅 18 个月大的儿童就已经表现出明显的利他行为了。当孩子们收到一些表现出不同类型社会行为的玩具的时候，他们非常明确地选择了那些跟善意行为有关的玩具。这让我们确信，在适当的环境下，人们会做好事。

另一个有用的方法就是建立"感恩和欣喜若狂"的心态。在盛港总医院，我们鼓励员工练习正念。其中一个练习是讲述最近发生在我们身上的三件好事，并心存感激。我们定期进行这个练习，就是为了鼓励大家建立感恩、欣喜若狂的心态，有助于专注于"当下"，这是正念练习的基础。

我们也越来越多地鼓励大家去接纳负性经历。就像前面提到的，当我们接纳和理解事情消极的一面时，它们教给我们的东西甚至比积极的一面还要多。毕竟，谁能确定哪些事件是真正积极的还是消极的？不过有一件事是肯定的：感恩的心态可以帮助我们一直积极向前。

幽默有一席之地吗？欢笑不是最好的良药吗？当然，无论是对自己还是对患者来说，都要在对的时间和对的地点笑一笑！我们需要评估那些人和当时情况是否合适。我曾和术后患者分享了一个笑话，他很喜欢，但恳求道："请不要让我笑得那么厉害，这会伤到我的伤口。"

除了让大家笑一笑之外，我们的心态至关重要。我们有没有足够的精神能量去发掘糟糕事件中有趣的一面，并付之一笑？

医疗工作关乎生死。如果你在错误的时间讲一个糟糕的笑话，那就肯定会招致投诉。曾经一位医生因为对患者说"游戏计划是……"而遭到了患者的投诉。患者反驳道："我的病不是游戏。"

每个人的生活都会有起起伏伏，并不都尽如人意，而幽默是一剂良药。如果我们能够训练自己，让自己看到让人不开心的事情或看似不公平的待遇中幽默的一面，那么我们不仅可以将潜在的大浪变成涟漪，还能接纳生活抛给我们的一切。这不是坐以待毙，也不是尽一切可能去纠正错误。这是把接纳负性事件作为生活的一部分，并看到其有趣的一面。

在病房里，我看见员工正在尽最大努力去照顾患者，我可以自信满满地说，我们的患者非常幸运，他们能享受高端的医疗设备和最高水平的医疗技术。虽然世界上大多数能获得这样资源的患者会非常满意，但也有少数患者因为很多个人原因或医学知识不足而永远不满意。

如果发现哪些方面做得还不够好，我们就会尽力解释和弥补，但其实也没有必要反应过度，甚至让自己过于沮丧。我们应该记住，很多患者对我们的服务是心存感激的。我们应该学会接纳这些起起落落，从容应对，并努力从幽默的角度去看待这些事，能这样做就很好。

前几天，一位退休教师来到我的诊室，一屁股坐在椅子上，问起我儿子的近况。他问："科林还在玩帆船吗？"这位退休教师患有三种癌症。他的颈部被切除了一半，然后进行了放射治疗，还因癌症切除了大部分大肠。另外一种癌症还没治疗。他曾是健美运动员，他告诉我他是怎样服用蛋白质补充剂的，并认为这是让自己在经历一次又一次的手术后能还活下来的原因。正是因为他多次面对死亡，才让他充满活力。你可以说，他之所以能充实地活着，是因为久经死亡的考验。

离开诊室前，他说："上次，您跟我定了一个两年之约，我不确定我能不能'赴约'。也许这次您应该与我定个一年之约。"我不确定是谁在帮谁疗愈。

我听说过医患互惠的观点，就是说医生在看诊中获得的收益与患者一样多。我觉得我应该付给患者诊金。我很感激他还想回来看我的门诊。患者真的是我们最好的老师。他们教会了我勇敢和接纳，让我自由、充实地去生活。

9

重新定义医疗行业：何谓好医生

有一天，我刚在这边看完门诊，正想着去下一个会场，因为那边的时间早就定好了。最后一位患者离开诊室后不久，她的女儿敲了敲诊室的门，请求我把刚才对她和她父亲说的话再说一遍，我只好请她进来坐下。

我还能怎么办？那边定好的事儿就只能推迟了。"我迟到了，我迟到了。"这句台词是我最喜欢的迪士尼动画片《爱丽丝梦游仙境》中一只穿着背心、举着手表的兔子脱口而出的话。这种情况在我们医疗圈都不陌生了，我们总是在赶时间、在迟到，但我们也要顾及那些需要更多时间来照顾的患者。

我想知道是不是因为我说话太快，显得太匆忙了，或者我的肢体语言表达得不好，没能让她真正听明白我说的话。或者，也许她只是太过恐惧和焦虑，觉得我肯定能再跟她说一次，所以她才又一次来问我。

我希望额外花时间给她讲的这些话能满足她的需求。对我来说，这是对现实的一次回击，尽管我们尽了最大努力去用心倾听，但其实还是跟以前一样。我会给患者详细写好"带回家的小贴士"[1]，或是询问他们有没有完全理解我说的话，也许我做得还不够吧。

经过深思熟虑，我正在考虑以后是不是要让他们复述我说的话，或者让家属把他们听到的再讲一遍。当然，如果涉及真正关键的事宜，我们可以考虑这样做。但我觉得这与客观上我们所传递的信息本身关系不大，而与沟通方式有关。

当赶时间时，我们都可能特别不讲究沟通方法，或者没给某位患者足够多的时间。我们可能仍然很友好，甚至微笑，但是当讲得太快或者太容易打断患者的话时，他们会觉得我们交代得太过匆忙。也许那位患者的女儿觉得我的心思没有完全在与他们的沟通上，正想着着急去办后面那件事。她觉得我们还没聊完呢，所以她后来又敲门来找我。

所以，在她第二次来问我的时候，我把椅子往后推了推，认真听她说话，丝毫没有顾忌一会儿去市政厅的会议要迟到

---

1 "带回家的小贴士"是医生撰写的关于患者情况讨论的个性化记录，包括患者的相关数据、讨论的选项和给出的建议。这些主要用于患者的家庭讨论，并提醒患者及家属与决策相关的关键点。副本通常被扫描并保存在医院的电子记录中。

了。她离开时露出了微笑，市政厅那边的会议后来我也赶过去了，都很顺利。下一次我会更加努力，争取第一次见面时就做好。

在忙碌中，也许很多时候我们忘记了人们寻求的不是技术解决方案，而是信任关系。当他们的需求没有得到满足的时候，则会回来索取更多。我们经常遇到因为沟通问题相关的投诉。也许不是我们具体交流什么，而是我们怎样交流。这事关我们的意向，而不是内容。我们真的打开心扉了吗？我们真的在倾听患者而不加评判吗？我们真的准备好为他们提供帮助了吗？还是我们只是走走过场？当他们看着我们的眼睛时，他们看到的是一个有爱心的人在关注着他们，还是想"有人在关注我吗"？

简单地说，当我们与患者沟通的时候，我们真的"在场"吗？

现在就是最重要的时刻，你面前的人就是最重要的人，手头的事情就是最重要的事情。

我很幸运自己能成为医生，接受过系统的医学训练。与许多其他职业不同，大多数医生能把在学校学到的知识立即应用到实践和工作中。我发现，当许多工程师后来做了经理，或者大多数建筑师一旦获得资格成为项目经理后，他们就不再愿意在一线做绘图和设计了。创意等方面是最初吸引他们入行的原因，但当职位跃上一个台阶后，这些方面对他们的吸引力也被甩在脑后了。即使我现在身为首席执行官，我也会继续行医和做手术，不仅是因为这是我的主要使命，也是因为它与我的行政角色密切相关，并有助于从政策层面满足患者的需求。

我有幸得益于有爱心的医生、有好奇心的科学家和坚韧执着的老师等多位思维开阔的专家们的指导。通过去其他国家参加培训和开会，我也目睹了将医学用于个人利益中好的、坏的和丑陋的一面。一直以来，总有能说会道的商人向容易被蒙蔽的、爱花钱买东西的人售卖所谓的"万灵药"。曾有人说过，在非医学治疗中运用医学技术不一定算作医学。这句话就很好地概括了这一点。

在拉丁语中，"医生"这个词的意思是"老师"。因此，医生不仅仅是治疗者，"老师"也不仅仅是学生的老师或年轻医生的老师。这里的老师主要是患者的教练和导师。总之，医生必须是一个榜样，激励和教育患者在身体、心理、情感甚至灵性维度上照顾自己。因此，专业的学习之旅亦是生活之道。一个人怎么能给出他自己都没法遵循的合理的建议？我们真的必须言行一致，这样才能有说服力，成为患者的榜样。

与我共事的一位心理学家分享道："我的人生使命是给我的患者找到爱自己的理由。"事实上，患者自己首先必须想要变得更好，尤其是在糖尿病等慢性病的诊疗中，想要变好的动机与药物同样重要，甚至更重要。"医生"的意义不只是那个拿到医学学位的从业者，而且是在生态系统中照顾患者的每个人。

照顾患者也不仅仅指的是我们面前的某个患者。我们不能只关注一位患者，无论这个人有多重要。我们必须关注所有患者的更广泛的需求。我们负责守护患者的全人健康，而不仅仅是处理一种情况或治疗一个器官。在当前的亚专业化时代，为了患者个体获得更多的治疗收益，我们必须学会平衡各个亚专科领域的需求。我们经常看到，在某种情况下需要使用抗凝药物，这会导致其他部位出现出血问题，如果是这样，可能比最初的情况更麻烦；或者在适应证较弱的情况下使用广谱抗生素，例如，术前预防性使用抗生素，这样会使细菌产生耐药性，进而影响其他抗生素的有效性。这种合作、谦逊的态度使我们能够从同事的角度去看待问题。这是跨学科和跨专业团队合作的基础，对为患者提供最佳诊疗至关重要。

为了能够平衡患者每一个亚专科的需求，最终造福于患者，我们必须掌握充足的知识，并跟上科学的最新进展。我们需要学会合作，在跨专业合作中谦虚地倾听彼此的观点。我们需要继续钻研，加深对医学的理解，并教育"后浪"比我们自己做得更好。这是一个很高的要求，但更高的要求是，医疗行业要求我们成为一个更好的人，甚至成为榜样。

只是做到称职远远不够，我们需要很努力，做到近乎圣人那样。我们目睹了一些非常优秀的"技术匠"。他们确实非常专业，但如果他们没有践行一些必备的行医艺术，他们就不可能成为优秀的医生。我们需要终身学习，践行共情和同情心。我敢说，对于学习如何使自己成为更好的人，我们工作的环境实际上提供了一个理想的环境。然而，我们还面临很多挑战。

医生将40%的时间花在电脑前画图、下医嘱上，而患者通常只能看到他们的后脑勺。好的技术应该是加强人与人之间的互动，而不是在人们生病和恐惧这个最需要互动的时候被高科技剥夺了。我们需要回归共情和同情心，我们需要回归到人性中最具有人文关怀的一面。

在围绕人工智能和机器人的大肆宣传中，人们更加迫切地需要互相联系。通过真诚的分享和沟通，我们可以通过合作建立信任圈。跨学科学习的兴起是朝着正确方向迈出的重要一步。患者需要接受多学科医务人员的诊疗。多方良好的合作才能打造医疗行业的未来。技术培训需要心灵培训的支持，这样人们才能理解人类意识的敏感性。如果虚拟现实技术能让学生尝到病入膏肓和无助的滋味，那么将大大有助于培养学生的敏感性。

当患者与我们互动时，他们会本能地知道自己是否在与可以信任的人交谈。当看着我们的眼睛时，他们在问一个问题："是谁在那儿关注着我？"我们可以说所有好听的话，做好床边礼仪，但如果我们的意图是可疑的，那么很少有患者会被蒙骗。反过来，如果我们真诚地去关心他们，并凭着良心做事，即使我们不善于表达，甚至表现得有点儿笨拙，但我们表现出愿意伸出援助之手，患者就会与我们建立起良好的关系。我们的一项重任就是给患者正确的指导和健康教育，成为他们最好的倡导者。当我们选择这个崇高的职业时，我们使命在肩。

经过手术，我活了下来。我从患病和治疗的过程中受益匪浅，并且非常感谢医疗团队，感谢所有照顾我的人。无论最终结果如何，我都会加倍努力来改进医疗系统，提高技术水平，努力培养学生和年轻医生，并希望通过分享自己作为患者的经历、面对的考验和磨难，激励每个人成为更好的医生。

10

共创健康行业的美好未来

新加坡的医疗保健体系被世界上许多其他国家的人羡慕。现在，我们的预期寿命首次超过了日本。我们的婴儿死亡率一直很低。2019 年，新加坡总医院在世界最佳医院评选中排名第三，这是个让人惊喜的成绩[1]。在庆祝之前，我们必须评估我们是否准备好应对即将到来的"海啸"，包括人口迅速老龄化、慢性病的沉重负担和不断上涨的医疗费用。

---

1 相关材料链接：https://www.newsweek.com/best-hospitals-2019。

卫生部的无数计划可以被归纳为三个"超越"：从医疗保健到健康，从质量到价值，从医院到社区。政府希望改变医疗保健服务的提供方式。

一些大胆的举措正在落地。3Ms（MediSave、MediShield和MediFund）旗下的医疗融资已经有了一定基础，多年来在不断完善。最新的倡议是推出一项叫作MediShield Life的综合性终身灾难性疾病保险计划。很多人认为该计划处于世界领先的地位。最近的一些举措还包括政府为糖尿病等慢性疾病的治疗付费，以推进初级保健和医院更好地整合。从上游健康筛查到临终关怀计划，很多改善护理质量的重要举措正在如火如荼地进行。很多专家对这些举措进行了审议，他们更适合从宏观政策层面提供建议。我充其量只能从基层层面提供一些个人见解，因为我曾是一线临床医生、新建综合医院的管理人员，现在是一位患者。

在专家们深思熟虑的基础上，政府制订一些大胆的计划其实是必要的。鉴于任务的艰巨性和失败的后果，我相信当局会不遗余力地完成这些工作。以全国性运动"抗击糖尿病战争"为例，这是一项跨部门的倡议，已经引起了来自世界各地的广泛关注。许多国家正在观望，看我们能否成功地降低这种具有毁灭性的疾病的患病率。

可能决定我们是否赢得这场战争的一个关键的不确定因素是个人和家庭的行为，尤其是他们是否会参与并有足够的动力去控制自己的慢性病。慢性病不同于急性疾病。比如说，如果有人患急性阑尾炎，需要切除阑尾，那么他就诊的医院几乎对其结局负有全部责任。对于一位做阑尾切除术的外科医生，他能通过实践和质量改进计划将并发症或不良结局降到最少。这类患者只需遵照医嘱进行治疗就能康复。而在糖尿病等慢性病的治疗中，情况并非如此。糖尿病患者在整个病程中，可能每隔几个月才看一次门诊，每次几分钟。因此，医生对患者是否合理膳食、遵医嘱服药以及自我血糖监测的影响很有限。对很多人来说，市场上的卖菜商贩或邻居讲的故事可能和医生的建议一样有影响力。这只是很多例子中的一个，说明一个完美的计划可能会产生不完美的结局，尤其是在个人有很多选择的情况下，这些选择将以某种方式决定结局。事实上，遗憾的是，在慢性病领域，这些健康教育项目的结局可能并不理想，主要是因为人们对于生活方式的选择可能受到很多不确定因素的影响。

医疗技术正在快速进步，这将被大家视为理所当然。通过几十年的质量改进和患者安全运动，患者基本上可以放心地认为他们能得到可靠的诊断和合适的治疗。这归功于我们改进培训和质量保证计划的体系。如今，任何患有阑尾炎等急性疾病的患者都可以去任何一家医院，并得到高质量的诊疗。然而，这只是医疗保健的一部分，也许这就是卫生部部长甘金勇在 2017 年开始实施上述三项措施的原因。首要的一项就是"从医疗到健康"，这需要人人参与。人们需要对自己的健康负责，并采取必要措施保持健康。

作为患者，我自己的经历让我感触颇深。整个团队——外科医生、麻醉师、护士、放射科医生、病理学家，以及其他所有为我的治疗付出的人们，就像组成了一个交响乐团，每个人都根据演奏的需要扮演自己的角色。我自己要扮演一个非常小的角色。尽管我感觉自己得了败血症并对医嘱方面提出了一点请求，但这些请求其实本身在各种反复严密的检查和周密的诊疗计划之中。事实上，手术室和重症监护室更像是飞机的驾驶舱，所有可能的参数都被监控，而且实时显示出来，对患者的治疗过程也被追踪和分析。在这种情况下，其实很难出现明显的错误。实际上，生死往往发生在几秒钟之内，因此需要高水平的治疗规范来确保患者安全。

和上述这些情况相反，癌症本质上是一种慢性病，其实就像我这样的癌症专家也不愿意承认这一点。就像罹患艾滋病[1]曾经被视为被判了死刑一样，它现在被视为一种慢性病。前列腺癌（即使是晚期前列腺癌）通常自然病程也比较长。因此，有足够的时间权衡治疗方式选择的利弊。与手术室或重症监护室不同，患者有很多发言权，他们愿意做什么或不做什么非常重要。麻醉师或重症监护室医生[2]是"飞行员"，他们有完全的控制权，而"乘客们"只是看着。

多年前，在第一次 PSA 检测结果正常后，我就选择不再做 PSA 检测，对也好，错也好，事情就是这样。我选择观察泌尿系统症状，尝试药物治疗，直到我实在没法忍受这些状

---

1 人类免疫缺陷病毒（human immunodeficiency virus，HIV）导致获得性免疫缺陷综合征（acquired immunodeficiency syndrome，AIDS）。如果感染者得到适当的治疗，以前会致命的这种疾病现在几乎被视为一种慢性病。
2 重症监护室（intensive care unit，ICU）中专门诊治危重患者的医生。

况的时候，也确实是忍到了那个时候，我才选择去做手术，也正是这时候被诊断出癌症，并且发生了后面一系列事情。也许是既往接受的医学训练，或者其他的一些情况让我做出了这样的选择，总之，我要承担责任，而不是医生。

现在我已经在接受治疗了，我认为预后与我做出的选择有很大关系。我目前的身心健康与我的行为方式有很大关系。考虑到余下的时间可能很有限了，我选择全力以赴地做好首席执行官和医生。我选择重新努力去保持身体健康，因为我深知癌症会对我造成一些影响，我要做好准备。疾病和它带来的不确定性让我懂得了接纳的意义。我一直想弄清楚崇高与平凡之间的矛盾。

我们不能完全避免罹患阑尾炎或感冒等急性疾病。但通过合理饮食和定期锻炼，我们可以保持健康。当然，必须避免吸烟和其他不健康的行为。这样做会提高免疫力，让我们更容易从疾病中康复。许多慢性病被宽泛地归类为"代谢综合征"或"三高"（高血糖、高血脂和高血压）。这是因为我们在饮食等方面不节制。因此，如果我们对自己负责，多去注意，这些是可以避免的。

为了促进尽早发现常见癌症等慢性病，国家卫生部推出了有补贴的"终生筛查"计划。这些计划有良好的科学证据，并且人们对其接受率有所提高。尽管如此，仍有很多人存在知识盲区或者对这些项目持否定态度。有些人会用一种相当不友好的方式给这些人贴上标签："不知道，不想要，不在乎。"也许很多人只是忙于追求自己的职业目标，没有时间锻炼或保健。

还有一些人认为，生病了后，他们可以再去医院检查和治疗。毕竟有保险，我们的医疗条件也很好。

我曾经见过一位患者，他之前是国家级运动员，现在40多岁了，他就有"三高"，他特别胖，来找我看病是因为抑郁和勃起功能障碍（泌尿外科医生也看阳痿）。他经营一家区域性企业，生意火爆，他经常出差和应酬。作为一个有抱负的运动员，我觉得自己和他关系很好。像对其他人一样，我给了他一些建议。我分析他的问题是吃得太多了，同时缺乏锻炼，他也明白我说的。他以前还在训练的时候就很健康。我本来很希望他能有动力去好好照顾自己，我甚至直接趴在诊所的地板上做俯卧撑给他看，让他知道我都62岁了，也还能做。因此，当他看着我说："我又不是付不起医药费，你为什么不给我开药呢？"我很失望。我当然可以给他开药，帮助他缓解勃起障碍，但其实他真正需要的是重新树立健康观。现在开始关注自己的健康还不算晚，他需要我们的鼓励。

有很多年轻人和老年人出于这样或那样的原因，相信真到生病的时候就可以住进医院，然后所有问题都能治好。也许因为新加坡国民享受世界第一的住房、教育和交通系统，因此他们总有一种错误的安全感，完全期待医疗保健成为另一种现成的商品。入院后，他们往往想听到医生说："我在这里帮助你，我会尽一切可能，照顾你是我的责任。"我们经常诚实地告诉他们："我们会照顾你，但你也必须照顾好自己。"所以，为了让自己健康，每个人都必须认同自己才是身体的第一责任人。

除了承担个人责任外，之后的重大使命是互相关照。我们不能仅凭自己做这件事。因此，盛港总医院的使命宣言是"共同增进健康"。我们希望与整个社区居民一起这样做。

新加坡的区域性卫生系统（Regional Health System，RHS）仍在运行。其目标是整合健康计划，努力从健康、上游预防策略到老龄化、临终关怀全程促进人口健康。重点放在初级诊疗和长期护理上。让合作伙伴加入协作联盟是另一项重要的工作。我们希望凭借整个社区的集体智慧和经验，将大家组织起来，任何人都不掉队。医学的未来是社会化的，因此，我们必须了解每个社区的细微差别，并以谦逊的态度与他们交流。

坐落于义顺集选区的综合养生村就是一个很好的例子。这是一项开创性的倡议，旨在在社区中建立一个生态系统，弘扬自助和互助的理念。义工以一家长者活动中心附近的一个住宅小区居民委员会为场地，组织居民开展运动会、烹饪和工艺美术创作等活动。

他们还为独居者送去食物。当我们在那里参观学习的时候，我们看到的是真挚的情感和无私的善意。我们希望在盛港总医院服务的东北部地区复制他们的成功经验。这是一个很好的例子，证明越来越多的人愿意照护他们的邻居，以满足医疗和社会需求。有人认为，医疗保健的未来是社会化的，正是因为许多社会问题都被医疗化了，医疗问题也具有深远的社会影响。

独居引起的社会剥夺问题是一个关键的社会问题，这不仅限于低收入群体。下面是前段时间我听到的一个故事。

他是一位忙碌的医生，深受所有患者的喜爱。他日夜辛劳，几乎没有时间照顾妻子和孩子。他的妻子照顾他所有的日常事务，包括财务、诊所及家庭的管理。有一天妻子突然去世了，而孩子们都在国外忙于自己的家庭。他的世界崩溃了。他不知道家里的东西都放在哪儿了，也不知道该给佣人付多少钱。孩子们太忙了，没法回来。他失去了家里唯一的顶梁柱，觉得生活里的一切都很难应付。尽管好友和同事都叮嘱他要照顾好自己，但他陷入了抑郁，并且绝食了，更不能照顾好自己。

他的故事并不是个例，我们的很多朋友或患者往往对亲人的离去毫无准备。然而，疾病和死亡是不可避免的，一个人可能在某个时刻幸福地结婚，然后在另一个时刻突然变成单身。不管有多少个孩子，我们最终都会"空巢"。我们都应该为此做好准备。我们在精神状态正常的时候有没有签好生前预嘱，或签署了委托书？

当我们的老年患者不再能够独立生活时，很少有人真正为他们的护理需求做出安排。在其他很多国家或地区，他们会提前数年在长期养老机构预订床位。我的建议是：如果已经知道会停止工作且生活需要照料，那么最好在此之前做好计划，处理好事务，以免到时请他人处理，那样会更麻烦、更混乱。

如果我那位医生朋友多花点工夫来解决问题，他可能会在妻子突然去世的情况下继续坚持下去，尽量去正常生活，而不是跌入深渊。我当然已经开始做生前委托等工作了，我们正在为发生不愉快的事情做好准备。今天（在撰写本文时）是我做前列腺癌手术的两周年纪念日。尽管我比以往任何时候都更健康、更冷静，但未来永远是不确定的。我当然已经学会了接纳和放手，同时也为即将到来的事情做好了准备。

除了在个人层面努力保持健康和社区层面居民努力互助，我们还需要在系统层面为人口健康做出贡献。下面我从盛港总医院的角度讲几个例子，聊聊我们所做出的努力。

作为新加坡总医院的一名泌尿外科医师，我已经工作了30多年。2010年我见证了新的盛港总医院项目的诞生，这是一个新的机遇，它的创办能解决我之前讨论过的一些问题。这座位于新加坡东北部的新城人口年轻且受过良好教育，给我们提供了一个重新设计医疗保健部门硬件和软件的机会，以应对未来的来自社会和医学的挑战。

这个新城镇的规划屡获殊荣，它恰好是测试和完善医院内外诊疗新模式的理想之地。这与卫生部"Beyond 2020"这个总体规划是一致的。该规划的重点是为人们全生命周期的健康护航。多年来，我们一直努力与潜在的合作伙伴开展合作（如在社区内结交合作伙伴），并对人口统计和医疗保健需求进行了研究，我们做的这一切都是为了更好地了解需求，并确定我们优先要做哪些工作。这是在区域卫生保健系统的框架下进行的，该系统实现了初级、二级、三级诊疗到长期照护的全覆盖。

在盛港总医院内部，我们正在测试一个以全科主治医师模式为基础的新的住院急症诊疗模型。只有专业化极强的心血管、透析和重症监护科才有自己的病房。其他人都被归入普内科或普外科。他们完全能处理好急症患者的问题。他们与初级保健的医生同仁或社区长期照护提供者一起规划纵向诊疗路径和出院计划。通过完全无纸化办公（保存电子记录），我们能与其他学科和机构无缝连接地合作。转诊到社区康复机构的相关文书占了日常临床文书的重要部分，无纸化办公避免了重复输入，降低了工作人员的行政负担。

我们将门诊视为患者就医之旅中的一个中转站，而慢性病的长期诊疗主要依托全科医生门诊和综合门诊进行健康管理。这得益于正在开展的诊疗路径管理，如果情况发生变化，患者可以快速返回门诊。我们也建议患者不要去专科门诊 3 次以上。

急诊科主要是为了满足特别紧迫的诊疗需求，如创伤、心脏病发作和卒中等危及生命的疾病。我们积极与全科医生和长期照护提供者合作，对那些可能无法在急诊科得到最佳服务的患者进行分类，即，按照伤情或疾病的紧急程度进行分类，从而决定治疗顺序。

此外，随着新加坡人口的快速老龄化，从国家角度看，我们鼓励老年人就地老龄化，也就是说，在自己的家中安度晚年，而不是搬进更小的住所、养老社区或退休社区等。在这方面，社区护士正在与我们的合作伙伴开展合作，帮助协调这些不需要看急诊的患者的就医需求，这也是完善区域卫生保健系统的一部分。

为了指导人们建立健康的生活方式，以更久地保持健康，区域卫生保健系统开发并启动了一项公众健康教育活动。为了接触年轻人，活动执行者在小学与家长们进行了沟通。医疗保健服务提供者参与教育部的校外课程的研究，学生、家长、教师和家长联合会的成员都来我们的中央厨房学习健康饮食。

对于老年人，正在开展一些针对其身体功能的筛查与评估项目，例如，盛港总医院的社区衰弱筛查和干预计划、长者康复促进计划以及村庄中的健康和老年中心的活动。在医院内，我们设计、培训和培养"慢医疗"的正确心态，让医生有足够的时间与患者相处，并在完成诊疗流程与追求诊疗质量之间取得平衡。盛港总医院的目标是成为让痴呆症患者幸福感最高的医院之一。

所有这些举措和想法都是因为考虑到新加坡人是世界上寿命最长的人群之一，预计人们一生中约有 10% 的时间处于健康不良的状态。预计到 2030 年，1/4 的新加坡人将达到或超过 65 岁。令人担忧的是，研究表明有 5% ~ 10% 的人处于衰弱状态，而高达 40% 的人处于衰弱前期。

盛港总医院的社区衰弱筛查和干预计划旨在主动识别和管理社区中弱势老年人患衰弱的风险。该项目包括衰弱筛查以及基于社区的早期干预计划。这些计划是打算跟全科医生、综合诊所和社区提供者（如老年活动中心）合作开展的，以便我们能够接触到社会中最弱势的群体。

盛港总医院的长者康复促进计划是一个试点项目，旨在为衰弱的患者和老年人开发和验证一项资格预审服务。这一项目明确了衰弱患者的需求，并根据他们的个人需求为其提供多学科的预康复方案，这样在就能在他们接受大手术前优化其健康状况。这将有助于改善术后结果，缩短住院时间，减轻术后疼痛，更快地恢复正常的身体功能。

与此同时，盛港总医院与 SingHealth RHS 合作，正在率先制定可持续、协调的社会、医疗和生活方式干预方案，以延缓人群衰弱的发病，并在早期阶段减轻衰弱症状带来的影响。

随着人口的快速老龄化和寿命的延长，解决普遍存在的衰弱问题对于提升老年人的健康寿命和生活质量至关重要。然而，针对亚洲人群的衰弱情况，我们还没有建立起规范化的管理模式。我们必须以新加坡老龄化的社会背景为指导（即高度城市化的生活条件、工作和社会环境），采取有效的干预措施，并且要为老年人提供社会服务和医疗服务。然后可以制定一种提升人口健康的方法，优化基础设施、服务和援助，以实现人群在身体和认知领域的目标，提升健康水平。

卫生部的另一个工作重点是预防，这是上游医学的一个例证，比如我们正在开展的对抗糖尿病的运动。在我看来，当糖尿病症状出现时，这场战斗就已经失败了。目前的糖尿病治疗方法只能延缓失明、心脏病及肾衰竭等并发症的发生，或是延缓、减少截肢的情况。我们需要明白的是，糖尿病是完全可以预防的。要想真正打赢和糖尿病的战争，通过合理饮食和定期锻炼的方式来降低患糖尿病风险显然更好。

令人惊讶的是，近年来，新加坡儿童肥胖率从 10% 上升到 12%，迅速赶上了城市化水平高的西方国家。这到底发生了什么？虽然在当前对抗糖尿病的战争中我们的大部分努力集中在糖尿病筛查和妊娠糖尿病的诊疗上，但也许有必要进一步采取上游预防策略了。

在老观念里，我们都喜欢胖乎乎的孩子，并且认为这是婴儿肥，长大就好了。研究表明事实并非如此，一个肥胖的儿童长大后很可能成为一个肥胖的成年人，其患糖尿病的可能性是1型糖尿病成人的4倍，并出现更严重的并发症。其实，抗击儿童肥胖是我们面对的新战争，因为研究表明，肥胖的5岁儿童患糖尿病的风险明显更高，即使后来他们减肥，也会有更严重的并发症。

人如其食，我们的孩子在饮食中摄入了太多的热量，太多的糖，而且吃得太快。多年来，我们盛港总医院一直在与周边的学校合作开展"千年儿童计划"。重点是开展饮食和营养的教育，并将推进体育锻炼的计划。我真的很希望看见每个孩子都去参加竞技运动。学校正在将工作重点从开展适合少数人的"精英运动"转向提供更多的大家都能参与的活动。如果每个孩子都能从团队竞技运动中学会遵守纪律、团结友爱那就太好了，更不用说它对健康的好处了。

我们去学校告诉家长，最好督促孩子注意自己的饮食，而且要多吃蔬菜纤维，这样能减缓碳水化合物的吸收。糙米被认为是血糖指数（GI 56～69）适中的食物，热量更低，提供了更均衡的蛋白质和有益脂肪酸。孩子们需要多运动，多去户外运动。我们也希望积极的孩子能反过来影响父母的膳食和生活方式。我们可以请学生担任社区健康大使。

　　想要达到更好的健康状态还取决于个人、照顾者和医务人员之间的信任。当患者信任医生时，治疗效果就会更好，这似乎是一个共识。除此之外，作为一个整体，社区还需要信任这个系统，使其能够更好地运转。SingHealth 一直秉持"以患者为中心"的理念，这也始终提醒我们，信任是优质医疗的基础。在人群层面，更重要的是，信任决定了什么是"足够好"的医疗。无论是为了节约成本而使用仿制药，还是在背痛诊疗中限量使用磁共振成像扫描，只有在相互信任的基础上才能做出决策。最困难的可能是关于临终的决定。无论是否有医疗预嘱，我们普遍认为，需要更多干预的情况只会延长患者痛苦的时间。当双方已经建立了足够多的信任且所有行动都符合个人的最大利益时，某些情况下可能会做出"少即是多"的选择。

　　总之，作为个人，我们可以做得更好，来去掌控和管理自己的健康。我们也要加强彼此之间的联系，一起为人们提供更优质的医疗服务，最终我们可以一起去努力建立一个更好的、为所有人服务的医疗保健系统。

11

结语：生活就是这样讽刺

这个故事始于 2017 年 12 月我躺在手术台上的那一刻。在那之前，我一直以为我对前列腺癌非常了解，我本以为我理解患者的担忧。我相信我尽了最大努力给出了好的建议，做了一个像样的手术，我认为我的工作做得挺棒，能支持我的患者和他们的家属度过这段"癌症之旅"。

我的自信可能会让人觉得咄咄逼人。同事们可能会发现我居高临下，甚至令人讨厌。嗯，我常常反思我个人经历过的那些事，每一次血液检查，每一个做决定的时刻，每一次全新的经历……这些让我意识到其实我错了。此刻回望我的过去，就像在看一部电影，此刻的我就是剧中人，却不知道电影的走向，也不知道谁是导演。

对于以下这些人，我确实有一些建议要说，这些人包括：想知道是否应该去看医生的人；见证亲人患癌而感到无助的患者家属；被患者所强烈需要的医务人员。很多患者总是被相互矛盾的建议弄糊涂，又害怕面对未知，而医务人员往往对患者的情感需求毫无准备。

我的第一条建议是给那些有让人不安的泌尿系统症状又尚未确诊的人。别拖太久才去就诊。不管你有多忙或多么不愿意去看医生，都不要错过接受评估的机会。或许通过评估你能确定它不是癌症，抑或是需要在必要时接受治疗。我不想承认和接受患前列腺疾病这个事，其实很多人都是这样，谈到前列腺会觉得害羞。像我一样，很多人觉得忍忍就过去了。我之前就觉得自己很健康，而且从逻辑上讲，患癌症的概率应该很小。我想错了！大多数通过 PSA 筛查发现前列腺癌的患者其实没有症状。当然，很多症状是慢慢发展的，但你需要先去看泌尿外科医生。如果发现是侵袭性疾病，你就有机会治愈。如果医生认为疾病没有侵袭性，你仍然可以选择暂时不进行积极的治疗。需要注意的是，侵袭性疾病只有在及早发现的情况下才能治愈。

我的第二条建议是给那些像我一样被诊断出癌症的人。虽然癌症诊断带来的冲击会让很多人陷入抑郁，但我们仍有很多选择。通过适当的治疗和护理，大多数人可以继续生活，只有很少的一点障碍。是的，癌症可能潜伏在身体中，最终致人死亡。但与其他侵袭性癌症不同，大多数前列腺癌患者的预期寿命是可观的。目前已经有很多治疗方法可供选择，正如我们所说，我们也在探索新的治疗方案。我当然希望自己的治疗也可以这样，有方案可选，有治疗余地。

我们的生活不会因为罹患前列腺癌而突然结束。因此，在疾病早期就被诊断确实是一个最好的警钟。尽管未来的生活可能会有所受限，但这个警钟非常重要，因为它让你有机会去规划未来。

接受了没法避免的事情后，我突然想清楚了什么是珍贵的、有意义的，什么是让人分心、烦乱和盲目的追求。当然，我也见证了我的很多患者在经历这段旅程中发生的转变。我开始明白我曾经憎恨的人和事不过是浮云而已。

我会观察树叶的颜色变化，然后落叶归根，它们腐烂了，但滋养了新生的嫩芽。我领悟到我们虽然微不足道，但都是在为社会做着重要的贡献，创造价值。日子一切照旧，但我的内心是充盈而自在的，我终于获得了内心的安宁与平和。对于患者家属，特别是妻子或女儿来说，家里那位生病的男人是个难解的谜。他们似乎一直在否认患病的事实。他们非常不舒服，但一直忍着。甚至有些人需要被家人逼着去看医生，但仍有很多人拒绝接受侵入性手术或治疗。也许是因为我们的社会要求男人独立、坚忍，也许是对未知的恐惧和表现出脆弱的一面与他们的自我形象不符。大多数情况下，男人需要理解和支持。他们的家人可能急于找到答案，而且往往迫不及待地想尽一切可能去寻求治愈的办法。被确诊为癌症的男人也希望恢复正常状态。唉，并不是所有的前列腺癌都需要治愈甚至需要治疗，也不是所有需要治疗的癌症都可以治愈。治疗方法的决策过程往往很复杂，并且会根据他们最在乎的方面和他们的意愿而变化，而且它通常也会随着时间的推移、疾病的缓慢进展而变化。治疗不应该比疾病本身给人带来更多的麻烦，而且过多的治疗不一定是最好的选择。这些可怜的患者需要的是无条件的情感支持和温柔的安抚。作为患者，他不喜欢对自己的优柔寡断或被抛弃感到愤怒，因为他似乎是个懦夫，选择放弃能带来一点好处的最新和最近的治疗方法。他自己才是那个必须忍受更多治疗所带来的影响的人。最终，不管家庭能给他多少支持，他都必须独自经历这个过程。

最后，我的第三条建议是给像我这样自称是前列腺癌专家的人。我有一些新的想法和你们分享。我们可能了解最新的科学文献，我们可能了解最前沿的研究，我们可能根据最新的共识和指南为患者提供最好的技术建议，但我们离真正理解患者的境遇还有很长的距离。在与癌症的斗争中，我们离真正的胜利还有很长的一段路要走。

在这种情况下，我请求同仁们以开放的态度去倾听患者，去发现和接纳他们内心深处的愿望与恐惧，并试着对他们正在经历的难以形容、毁灭性的境遇感同身受。我们应该在他们的决策过程中提供指导，并且温和地推动他们做出决策，给他们以支持，而不是强迫他们。毕竟，即使我们已经用了最好的技术，也真的不能完全了解每一位患者对治疗的反应如何。是他们自己躺在手术台上，必须承受后果的也是他们自己。

面对这么多的未知和不确定性，专家有责任更加努力地工作，加深对疾病的理解，并为患者提出的诸多问题给出更好的答案。我自己在每个决策点都面临着五五开的机会，我突然意识到我们作为专家还有多少不足，我们的科学家还有多少工作要做。

有趣的是，相比于理解这些患有癌症等疾病的处于恐惧中的患者，掌握科学技术本身可能更为容易。我们的学校和医疗保健系统需要更多地关注医学中的社会维度和人文维度，特别是在癌症诊疗中，这些更为重要，毕竟癌症之于患者，真的令人生畏。

经历了从教授到患者的身份转换，"我以为我知道"恰当地总结了我内心深处对于如何做事、做人的体会。我可能在很大程度上掌握了先进医疗技术的复杂性，特别是在前列腺癌领域，但我远未完全意识到患者在恐惧与希望之间的彷徨。我必须做得更多。只有这样，我才能真正成为这一领域的专业人士，成为人格更完善、更有人文关怀的人。

12

附录：
我对前列腺癌的一点思考

基于 PSA 的前列腺癌筛查

作为体检套餐的一部分，来我门诊的大多数患者都做过 PSA。我不知道除了检测费用之外，他们收到了多少建议。做 PSA 检测可能会改变你的生活，不要掉以轻心。2015 年，美国预防医学工作组发布了一份关于前列腺癌筛查的声明，谴责常规筛查，从而改变了许多专业机构之前的观念和做法，即如果你是非裔美国人或有泌尿系统症状，就应该进行筛查。美国的筛查率肯定急剧下降。言归正传，我在1998年参与撰写的第一个前列腺癌实践指南提倡不进行群体普查。这些指南随后进行了修订，基本上保持了相同的建议。

我已经看到了很多个案，筛查不仅造成了严重的身体伤害，从败血症到不必要治疗引起的并发症，还造成了严重的精神上的折磨和经济损失。我仍然认为可以不做一些不必要的筛查。我还认为，从基因上讲，亚洲人前列腺癌的易感性较低，因此我们应该采取一种不那么激进的方法。尽管我的大部分研究工作致力于为患者研发新的诊断和治疗方案，但我仍然坚持这样认为。我见过太多的患者，因为PSA被纳入肿瘤标志物检查的一部分，他们不得不被拉上PSA筛查的"巴士"。而一旦检测到PSA稍稍异常，他们就没法"下车"了。他们自己都没法选择是否登上这辆"巴士"，就被困在里面并且没法出去。他们也不敢自信地下车，因为PSA仍然升高，尽管该检查的项目都查了，但仍不能100%保证没有患癌症。事实上，有些患者对这段旅程烦透了，他们恳求泌尿外科医生帮他们切除前列腺，而这在没有拿到阳性活检结果的情况下当然是不对的。我承认我也见过很多人从早期诊断中受益，从而避免了因为患一种可能致命的疾病而导致过早死亡的情况。欧洲的试验确实可以证明：在这类人群中，筛查可以挽救其生命，尽管需要在一定的不具成本效益的范围内进行一些治疗。话虽如此，作为一项公认的公共卫生建议，乳腺X线检查也具有相同的成本效益。

我践行了我所倡导的观点，因此在2009年尿路感染期间我做了一次 PSA 检测，结果是正常的，于是我就没再查过。我是不是应该至少在个人层面重新调整我的建议？在过去的20年中，随着人口平均预期寿命增加，前列腺癌的患病率有所上升。我们是否应该至少建议60岁以上的男性考虑做一次 PSA 筛查？我们是否应该督促那些有症状的人别推迟检查，并多去了解前列腺和前列腺癌的知识？为了让人们能以合理的价格进行有效的诊断和治疗，专业人士是否应该制定一套成本效益高的计算方法，并向资助机构提出建议？

由于卫生部尚未批准为新加坡大多数卫生机构的机器人前列腺切除术提供补助，我所做的那种 MRI 和 PMSA PET/CT 的一系列全面检查，很多人可能支付不起。一些专家警告说，筛查可能会导致过度诊断和过度治疗，因为早期发现的是无关紧要的疾病，而不是更严重的、需要治疗的疾病。此外，这种普查方法可能会占用有限的公共资源，而人们的生活质量或生命长度并没有相应的改善。这些资源可以更好地用于教育、住房和交通。面对这些困境，我们应该如何建议那些受到互联网上虚假信息影响的一头雾水的患者？

我的建议是：如果你真的有必要的话，就"上车"，但在情况足够好的时候，一有机会就"下车"。或许可以分为三类情况：

（1）存在风险的人群：尽早筛查，如果 PSA 小于1且评估正常，则不再筛查。

（2）不存在风险的人群：遵从个人选择。如果选择筛查，请参阅第（1）条。

（3）已经发现患有疾病的人群：对低风险癌症进行具有治疗目的的密切监测（主动监测），对患有高风险癌症的人群进行积极治疗。

是时候让每个人了解基本原则了，这样他们才能做出明智的选择。

下尿路症状
（ lower urinary tract symptom，LUTS ）

我们在医学院读书的时候，老师就常说"膀胱是不可靠的证人"。尿急、尿频和排尿不畅等症状可能是由多种情况和身心原因引起的，不一定是男性前列腺肥大。当然，许多女性也有相同的症状，即使她们没有前列腺。其中大部分是由于膀胱问题，如衰老或膀胱过度活动症。我肯定从小就有下尿路症状，所以当症状恶化时，我错误地认为是因为膀胱问题的恶化。事实上，同事在评估我的症状时开玩笑说"你做个简单的膀胱镜切开术就好了"。这是膀胱颈协同失调的手术治疗方法，已经用了很多年了。当然，这些情况也可能同时存在，也就是说我可能同时患有膀胱颈协同失调、良性前列腺增生和前列腺癌。

我们之前学到的知识是：与年龄相关的前列腺增生不会发展成癌症。有充分的科学证据表明，虽然这两种情况都是激素依赖性的，也就是说，对于已经去势的人来说这两种情况都不会出现，但大多数男性在成年后会出现组织学上的良性前列腺增生，不过只有 1/5 的男性需要对症治疗。大多数有一些症状的人可以通过药物缓解症状。正因如此，手术治疗的数量随着时间的推移而减少。泌尿外科医生 John Blandy 博士是医学圈里的先锋人物，他曾经说过："男性需要通过经尿道前列腺切除术来治疗良性前列腺增生。"尽管有时会在针对良性疾病进行经尿道前列腺切除术的过程中发现癌症，但其中大多数属于低风险类别，也称为潜在恶性肿瘤。这意味着他们更有可能死于其他原因，而不是这些低风险癌症。一些病理学家甚至认为这些应该被视为癌前病变。

我有下尿路症状很多年了，从患者那里学到了很多关于怎么更好地小便的知识。有次，一位患者告诉我使用电动牙刷会触发一种反射，这能帮助他小便更顺畅，我简直大吃一惊。他竟然随身携带电动牙刷。膀胱和直肠由相同的骶神经（S2、S3、S4）支配，所以当我们放松地排便时，就能更好地排尿，这并不奇怪。同理，当膀胱放松地排尿的时候，人们也会忍不住排气。我们还通过多年习惯性排尿建立了很多生物反馈回路，一打开水龙头，就会引发排尿，其实与电动牙刷起到触发作用意思相同。

随着时间的推移，不管是男性还是女性，人们都会养成相同的习惯，来避免膀胱紧迫的尴尬情形。一次我在路上遇到一位英国徒步旅行者，他对我说："如果你不想小便，就别在厕所边上走。"很多人可能都遵循这一建议。然而，这种心身问题可不止是上厕所这一件事。我非常乐意连续做几个小时的手术，而不去想膀胱。手术一结束，我就会有一种强烈的冲动去洗手间。如果碰巧排了很长的队，那种紧迫感真的是一种折磨。不知为什么，大脑可以做一些有趣的事情来抑制或增加这种紧迫感。

经历了这一切后，我完全理解了患者跟我说过的那些事。我完全可以理解为什么出租车司机在紧急情况下想要小便，就算座位下放着塑料瓶，其实都来不及用，这种紧迫感让他根本没法继续开车。我在旅行时也随身携带了一个塑料瓶，但这无济于事，因为紧迫感主导了一切，也打断了一切。我还发现喝绿茶、天气极度寒冷和找不到厕所的压力确实会加剧这种紧迫感。

有了这么长时间的体验后，我又看了看那个药物列表。大多数情况下，这些药只是略有帮助。有一次，我同时吃了好几种药，就为了晚上能好好睡一觉，以至于同事说，我患的是"骨盆紊乱症"，这意味着药物的副作用可能相互抵消，使情况变得更糟。

压倒我的最后一根稻草是"夜惊症"。白天在外四处走动时，我可以想办法定期去厕所，这就能让我尽量控制残余尿量。到了晚上，情况就不同了。手术前的几个月，我经常因为要去排尿而惊醒，无法再入睡。这严重影响了我的睡眠质量，并最终决定进行手术。

虽然我能想到我是个"药物治疗失败"的患者这个事实，但我几乎无法预料接下来会发生什么。我亲身经历了罹患癌症的整个过程。我已经在疾病旅途中走一遭了，我是否对我的患者更了解？我能更好地理解他们并与他们好好沟通吗？

下面聊聊我给患者的"带回家的小贴士"。

我一直在做这样一件事：给患者列出一些疾病和治疗相关的资料或笔记，供他们带回家。我把这些资料打印出来，并对他们的问题进行个性化指导和回答。因为这些信息往往很复杂，患者可能很难一下就全读得明白，所以我把它们打印出来。当患者回到家后，这些资料能起到提醒作用。当家人问他们"医生怎么和你说的"时，这些信息也会派上用场。很多患者会将这些信息保存很长时间，在他们的疾病之旅中，这些信息也能随时给他们提个醒。

因为我自己也患病了，医生和患者的视角都体验过了，我现在正在改变与患者的沟通方式，思考怎样更好地把我想说的内容讲给他们听。我希望我能更敏感地知道要说的话中哪些可能给他们带来心理负担，并且思考怎么去说这些话，能周到地帮助他们快点做出决策。也许我现在更清楚他们的想法了。

回顾我的活检结果

"我们在活检中找到了我们想要的东西。我来解释一下报告。"当医生这样说时，意味着至少我们不需要再做一次活检，因为之前 80% 的随机活检回报的结果都是良性的，但由于可能出现假阴性，许多患者需要进行第二次甚至第三次活检。

如今，有了 MRI 融合技术和机器人活检，假阴性结果（存在癌症但没检测到）要少得多。即便如此，前列腺癌的检出限仍在直径 0.5 ~ 0.7 厘米。如果病变比这个小，目前的技术很难精准地检测到。这个现状确实让人难以放心。假阴性结果意味着尽管存在癌症，但由于取样本身的随机性，活检没法发现它。

大多数人认为癌症诊断是严重的、可怕的，认为患了癌症就拿到了"死刑判决书"。尽管大多数患者不会死于前列腺癌，而是死于其他与癌症无关的原因，但这并没有什么区别。尽管前列腺癌与肺癌或胰腺癌等更具侵袭性的癌症不同，但前列腺癌生长缓慢的说法同样让他们感到不安。当他们听说朋友或亲戚患有某种癌症时，就会立即确认自己也是癌症患者，跟他们一样。

拿到诊断后，患者都会很震惊，大脑一片空白。这让他们往往很难记得清那些关于活检结果和治疗方案的详细的讨论了，却会一次次重复癌症分级、分期这些情况。我们通常建议患者给自己一个冷静期，在此期间进行骨扫描或 PSMA PET 扫描，做完这些检查后再决定治疗方案。不然我们也得再等至少一个月，等活检部位愈合后再进行手术。为了节省时间，我曾在活检后患者第一次就诊时就详细列出每种治疗方案的利弊，包括主动监测、手术或放疗。我现在意识到，我们需要给患者更多的时间让他们理解这些事。他们需要时间来充分理解并和家人讨论这些事。有时，他们只是需要更多的时间来对我们建立起一定程度的信任。我也同意，这是一段漫长的旅程，但我们将一起走过这段旅程。

听到诊断后，人们往往会匆忙做出决定。遵循的逻辑是：如果有敌人，最好尽快消灭它。家人往往忧心忡忡，他们往往出于善意，坚决让患者抓紧接受治疗。我们通常建议患者花足够的时间来充分理解所有问题，因为决策非常复杂，就算是两位专家，都很难就治疗方案达成一致。

已发布的治疗指南通常会列出好几种合理的可选择的方案。无论你选哪个，都会产生副作用，影响生活质量。

我经常说，癌症及其治疗是一个改变生活的事件，不能掉以轻心。事实是大多数人不能接受在确诊之前，他们可能已经患有癌症超过 10 年了。他们根本就没什么症状，因此理论上，在 1 个月内进行治疗还是在 1 个月后再开始治疗其实并没有多大影响。当人们有充分的时间去思考时，他们确实会改变主意。很多患者咨询了很多人，对疾病有了更多了解后，选择了不那么激进的治疗方式。

回顾根治性前列腺切除手术术后 1 周首次就诊进行导尿管拔除及病理情况

"情况不错。手术做得很顺利，你的康复也很顺利。在前列腺已经被切除的情况下，你的肠道和排尿功能需要一段时间才能适应这种新的情况。伤口需要6周才能完全愈合。同时，避免任何剧烈运动，以防出现疝气。"

"哦，很好，你排了100毫升尿。这说明膀胱容量保持得不错，你的控尿机制已经恢复了。你慢慢就能完全恢复控尿能力。"

大多数患者在拔了导尿管的时候感到如释重负。对我来说，这更让我松了一口气，因为我的导尿管已经插了1个多月，比正常情况时间长得多。我如释重负，当天下午我真的去了游泳池，慢游了几圈，充分享受一下没有导尿管这个"累赘"的生活。大多数患者可能对此有所了解，也可能不了解的是：虽然现代外科学执行非常高的安全标准，但仍然任务艰巨。尽管相当罕见，但严重并发症确实不时发生。大多数患者确实顺利完成了手术，没有发生意外，有些患者第二天就回家了，但很多人认为这是理所当然的，或者认为这是常态。能顺利完成手术并且没有并发症对患者和外科医生都是一种解脱。对外科医生来说，术后看到患者康复是最让人欣慰的奖励之一。

回顾病理报告

我们会告诉患者，手术的目的是治愈癌症并尽可能保留泌尿和性功能。这就是所谓的三方目标。如果病理报告显示为器官局限性疾病，并且随后 2 个月内检测不到 PSA，则通常认为实现了治疗目标。如果患者手术指征明确，并且术前分期评估确定癌症没有局部或全身扩散，我们认为这种报告多数时候是乐观的。

当患者康复时，大家都很高兴，我们会在拿到写着器官局限性疾病的"安全的"报告时与患者开心地握手。然而，病理分期的检查有其局限性，生活有时充满了意外。有时疾病的分期和分级可能会比术前预测的高。那时我一般也会持乐观的态度，并祈祷患者在 2 个月后的检测中仍然检测不到 PSA。

我准备的带回家的小贴士将这样写："我们很幸运，淋巴结都是阴性的，说明癌症没有转移，精囊没有病变，Gleason 分级与活检相同。通常，与活检相比，手术时需要取更多的前列腺组织作为样本，Gleason 分级可能会更高，表明预后更差。然而，病理学家在脂肪组织中发现了一些癌细胞，这意味着严格来说它们在前列腺外。在这个阶段不要太担心，我们仍然相信我们把疾病消除掉了。我们只需要等待 2 个月后的 PSA 结果，同时集中精力养好身体，恢复身体功能。"

对于风险较高的患者，如 Gleason 分级高、术前 PSA 高和前列腺癌囊外延伸的患者，我们认为可以选择辅助放疗[1]。在身体仍在努力恢复的情况下，在几周内以放疗的形式对骨盆

---

1 辅助放疗是在初始治疗后进行的额外癌症治疗，以降低癌症复发的风险。辅助治疗可包括化疗、放射治疗、激素治疗、靶向治疗或生物治疗。

进行另一次打击，这种选择充其量只是尝试性的。放疗肯定有短期和长期的副作用。它的一些益处主要是延迟临床进展，而不是确保总体生存期。我们通常对 PSA 采取随访的态度，并注意到在高达 50% 的患者中可能检测不到 PSA，因此可能不需要额外的治疗。PSMA PET 扫描等是更敏感、更具体的成像方式，有助于筛选出哪些患者能通过额外的治疗获益最多。

这就是我为自己所采用的方法，也是我一直给我的患者的建议，无论对错，总之，我试图和对我自己采用的方法保持一致。

根治性前列腺切除术后的首次 PSA 检测

治疗前列腺癌的外科医生最快乐的一个时刻就是把 PSA＜0.03 ng/dl 的报告单递给患者的时候，特别是如果这是手术后的首次 PSA 检测。前几天，我遇见一位患有非常高风险癌症的退休医生，他未检测出 PSA，这简直是个奇迹。尽管我们已经做好了进行综合治疗的准备，以防癌细胞残留，再检测出 PSA。我握了握他的手祝贺他，然后说："你怎么不高兴呀？"他的妻子用力地点点头，说："他就对您态度好，您怎么看出他不高兴了？"在笑着接过结果不错的报告单后，他总算放松下来，并且回顾一下迄今为止的坎坷历程。无论最终结果如何，希望他都能心怀感恩。

　　作为医生，我们接受过的训练是"修补"患者的身体，患者也希望我们不遗余力，努力帮助他们去修复自己的身体，使他们可以恢复正常状态。然而，现实是我们的努力是有限的，我们对一些事情的理解往往被证明是错误的。随着时间的流逝，新的研究会提供新的证据。很多时候，好的临床结局可能更多地与身体的自愈有关。

　　医生会觉得愤怒和失望，尤其是当"患者被困在医生的治疗中"时，可能是因为他们没法把病看好，或者很难直接帮患者将身体恢复正常。对于这种情况，那种患者自己本身就是医生的人会体会得更深。

　　唉，本来生活就很难十全十美。疼痛和功能衰退是生命的一部分。愤怒也可能来自对未知的恐惧。作为医生，我们总会对那些治疗效果不好的患者印象深刻。事实上，我们很快就会忘记被我们治好的人，但总记着那些糟糕的结果。我们之所以抑郁与愤怒，也许是因为我们认为自己以后也可能成为治疗效果不好的患者，和他们一样。

　　我见过一些患者努力设法将这种改变生活的创伤性事件转变为积极的事件。有位患者长期吸烟，而且对他的家人非常粗暴。我告诉他，你如果不戒烟，我不会给你做手术。他的病情相对来说发展到了比较晚的阶段。手术后他像变了一个人。他成为了慈爱的丈夫和父亲，而且再也不吸烟了。他甚至在医院做志愿者。与手术前不同的是，现在我每次见到他，他都面带微笑。

检测到 PSA 的转折点

"PSA 为 0.07，之前为 < 0.03，"我曾经有点含糊其辞地说："这还算是正常的，很多医院认为 > 0.2 才真的有问题。无论如何，PSA 值处于这种几乎检测不到的水平，实验室分析仪并非特别精确，小数点后的两位可能受到一些干扰影响（取决于实验室的具体情况）。"

上述结果提示我们需要重复检测，不仅可以确认结果，我们还能算出倍增时间。倍增时间越短，就越有可能是由全身性疾病引起的。当 PSA 值高于 0.5 时，便可以用 PSMA PET 扫描帮助找到 PSA 的来源。仅仅在小数点后面的数字有点变化时就宣布坏消息还为时过早，但在这种情况下，对大多数患者来说，他们已经开始发愁了。

对于患者，他们拿到自己 PSA 升高的报告是个转折点。在知道这一刻对患者的重要性后，我现在更加关注每个人如何理解这种情况，以及他为接受"宣判"做了多少情绪准备。这为我选择什么时间、怎么跟他们聊未来的不确定性提供了依据。我们最多只能根据术前最近一次的 PSA 结果决定下一步怎么做。我们能提供的最可靠的信息可能只是：我们将携手并进，度过这段旅程。

医生应该随时待命，随时准备提供帮助。我认为，即使有时候医生决定应该将患者转到放疗科做辅助治疗，患者也会觉得外科医生抛弃了他。有患者曾问我："这是不是意味着您再也不打算见我了？"

患者想的是，不管有多少其他专科的医生参与诊疗，外科医生仍然可以做他的后盾。作为外科医生，无论我们的诊室有时看起来多么拥挤，我们有多忙，都不能放弃这个使命。

附　图

发现前列腺癌及康复的时间表

■

前列腺癌的相关检查

■

前列腺癌的治疗选择

发现前列腺癌及康复的时间表

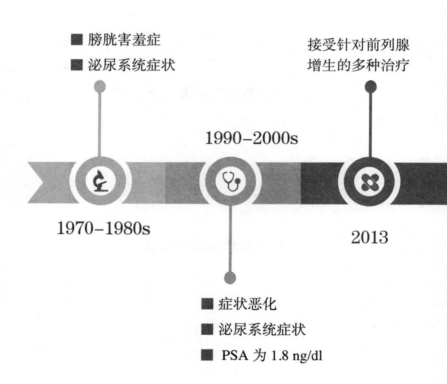

■ 膀胱害羞症
■ 泌尿系统症状

接受针对前列腺
增生的多种治疗

1990–2000s

1970–1980s

2013

■ 症状恶化
■ 泌尿系统症状
■ PSA 为 1.8 ng/dl

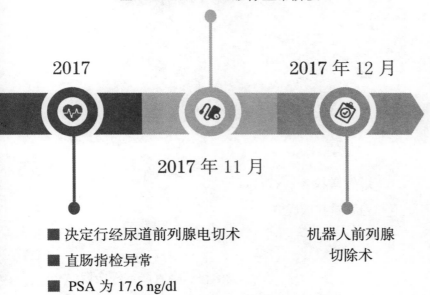

■ 磁共振成像报告前列腺异常
■ 经会阴前列腺穿刺活检
■ PSMA PET/CT 影像正常阶段

2017

2017 年 12 月

2017 年 11 月

■ 决定行经尿道前列腺电切术
■ 直肠指检异常
■ PSA 为 17.6 ng/dl

机器人前列腺
切除术

前列腺癌的相关检查

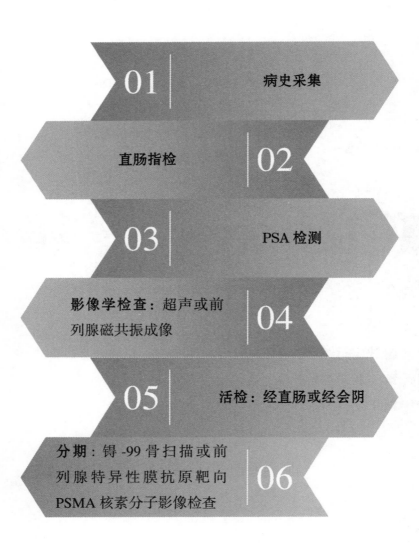

01 病史采集

直肠指检 02

03 PSA 检测

影像学检查：超声或前列腺磁共振成像 04

05 活检：经直肠或经会阴

分期：锝 -99 骨扫描或前列腺特异性膜抗原靶向 PSMA 核素分子影像检查 06

前列腺癌的治疗选择

原发癌

▼

主动监测
- 定期随访
- PSA 检测
- 磁共振成像检查

手术
- 传统开放式手术
- 机器人锁孔手术

放疗
- 体外放射治疗
- 近距离放射治疗

转移癌

▼

雄激素剥夺治疗
化疗

后记 1

王岳教授是我国医学人文工作的大力推动者，在医患关系改善、医学法学普及、医患沟通培训等方面做了大量工作。此次他主译郑畏三教授所著的《我以为我知道——当医生成为患者》一书，无疑是医患之间理解的又一桥梁，是促进医生理解患者的又一润滑剂。

我有幸提前拜读了译作草稿，从字里行间能感受到一名医生站在患者角度的思考。由此也让我回想起我的恩师——中国急诊医学的创始人邵孝鉽教授。在89岁高龄时，他意外跌倒致股骨颈骨折。住院期间，有一次他把我叫到床边，感慨地说："王大夫，我做了60多年的医生，今天我才知道什么是病人。"这与本书作者的体验何其一致，甚至让我想到大家耳熟能详的特鲁多医生的墓志铭，是否也有在生命最后时刻，医生对医学定位的思考。

罗曼•罗兰曾经说过："一个蓬勃的人是不问为什么而活着的，他就是为了活着这桩美好的事情而活着。"作为救死扶伤的医务人员，在年轻的时候，我们不会考虑生命某一天会受到威胁。所以年轻医生在与患者谈论生死时，是那么风轻云淡。但当有一天，我们的角色从医生转变为患者时，我们突然也会对生命的流逝和健康受到的威胁而充满恐惧。也许只有在此时，我们才可能理解什么是"医患共情"。

王岳教授把这本书献给大家，特别是医务工作者，是他对医学人文做出的又一贡献。我相信，阅读过该书的医生会对医学人文的理解更加深入，会在人文医学的道路上走的更远。

——北京清华长庚医院　王仲大夫

后记 2

王岳老师是我十分敬重的医学人文大咖。他向我推荐他新译的《我以为我知道——当医生成为患者》一书，实际上是给了我一次难得的学习机会。不是每一个外科医生都能"有幸"成为其毕生治疗的疾病的患者。这种独特的贴身经历对于他理解"如何更好地当医生，以及如何当更好的医生"具有不可估量的作用。医学需要真、善、美。在这其中，对专业知识和专科技能的熟练掌握和深刻理解是其求真的一面；对患者的同情和护佑，对家属的理解和包容是其向善的一面；对技术的巧妙应用和在沟通上的妥帖练达则是其唯美的一面。对于一个好的、高明的医疗行为来讲，这三个面缺一不可。然而，遗憾的是，当大多数医生自信满满地以为我们已经做得很好的时候，常常我们相距真正好的医疗还差很大一截。这是因为，在患病这个独特经历上外人很难真正地感同身受。郑畏三医生结合个人的感受和体悟指出，要对那些难缠的、看起来不讲道理的患者报以更多的同情心，认为他们可能是更需要帮助的人。我很佩服他的这一层觉知。我们常将病情复杂、手术难度大视作对自己的挑战，而对于"难缠"的患者唯恐躲之不及。作者显然是一个善于思考的人，他从患者和医生两个对等的角度深刻剖析了医学的本质、医学人文的必要性和医疗的艺术性。这是一部难得的医学人文佳作，相信读者一定能感受到其中的通透和灵通。

——北京大学人民医院　刘彦国大夫

后记 3

❝当医生成为患者"，我是中国医生里有资格分享这种类似
经历的人。因为我曾经给 15000 多人完成精密的眼科手
术，也曾经不止一次地躺在手术台上接受腰椎和手部的全麻
手术和康复训练。

医生是一种职业，但是非常特殊的是，这种职业的对象
是人。所以对于"人"的理解决定了一个医生的医术高度。懂
得采用化学药物和机械性的手术来处理躯体疾病，是对医生
的基本要求，但不是最高要求。换位在患者角度，懂得他们
的心理感受，并且给予他们需要的心理支持和关怀，会让医
学充满人情味。

用手捂热听诊器的金属头，再放到患者的胸前进行检查，
那一刹那的医学，就有了温度。最近，ChatGPT 火遍全球，
不少人担心人工智能（artificial intelligence，AI）会逐渐地取
代人的工作，甚至包括医学。以我所从事的眼科为例，AI 可
以在一分钟内完成数百张眼底照相的筛查，从中挑选出糖尿病
视网膜病变的阳性患者，准确性在 95% 以上，而医生只能在
数分钟内完成一张眼底照相的判断。但我认为，这种担心是
多余的。人工智能想要取代人，前提是人把自己变成冰冷的

机器。只要人保持人性的温暖，机器就永远不可能替代医生。

　　小医生看人的病，大医生看病的人。郑畏三教授在生病以前已经是前列腺癌领域的权威教授，他通过记录和讲述自己患癌和与癌对抗的亲身经历，帮助年轻医生来更好地缩短学习曲线，早日成为"大医生"。

　　王岳教授将这本书翻译成中文，让国人可以更好地从两个角度同时了解医生和患者的心态、处境，无疑是特别有益处的。

——首都医科大学附属北京朝阳医院　陶勇大夫